EEN PRAKTISCHE HANDLEIDING

VOOR HET

HERSTEL VAN GEZONDHEID

Patrick Quanten M.D

Evelyn Scott

Voorpagina ontwerp & beeldvorming: Alexander Tull
Vertaling: Stefanie Haex
Interne opmaak en e-book vormgeving door Amit Dey (amitdey2528@gmail.com)

Verantwoordelijkheid afwijzend
De informatie in dit boek is enkel bedoeld als informatie en is geen substituut voor professioneel medisch advies, diagnose of behandeling. Alhoewel deze publicatie ontworpen is om correcte informatie te verstrekken aangaande de besproken onderwerpen, mag het niet aanzien worden als medische begeleiding.

Alhoewel de auteur alle inspanningen heeft geleverd aangaande de correctheid en volledigheid van de informatie in dit werk ten tijde van de publicatie, nemen zij geen verantwoordelijkheid voor fouten, onvolledigheden, verzuim of andere inconsistenties hierin. De auteur wijst met name alle verantwoordelijkheid af naar elke partij voor eender welk verlies, schade of storing hetgeen veroorzaakt zou zijn door fouten of verzuim als gevolg van nalatigheid, toeval of enige andere reden.

Door ervoor te kiezen deze informatie te gebruiken erkent en aanvaardt de lezer volledige verantwoordelijkheid voor de beslissingen die hij of zij neemt aangaande gezondheid en alle gevolgen daarvan. De Quantics levensstijl, zoals die beschreven staat op www. quantics.org, beveelt individuele vrijheid aan door persoonlijke verantwoordelijkheid op zich te nemen, maar de lezer moet zorgvuldig te werk gaan bij het nemen van beslissingen aangaande de eigen gezondheid.

TABLE OF CONTENTS

Voorwoord. v

Inleiding. ix

HOOFDSTUK 1: Zelfhulp Eerste Hulp. 1

HOOFDSTUK 2: Praktische informatie. 75

HOOFDSTUK 3: Hulp bij het herstel van
de gezondheid 123

HOOFDSTUK 4: De natuur van ziekte 151

VOORWOORD

Je houdt in je hand het resultaat van een initiatief dat mijn kleindochter Evelyn nam. Ze vroeg me of ik haar kon helpen met het geven van nuttige tips voor eerste hulp. Ze was zich heel goed bewust van het feit dat mijn visie over gezondheid en ziekte ver is afgedwaald van mijn universitaire en professionele dagen. Door mijn opleiding als medische arts en mijn jaren ervaring als huisdokter ontdekte ik in mijn praktijk de vele tekortkomingen van het gezondheidssysteem. Door zelfstudie en het onderzoeken van de bestaande literatuur, zowel in de alternatieve geneeskunde als in de filosofie van het leven, bleef ik graven en bleef ik de vraag stellen 'waarom?'. Dit alles resulteerde in een totaal andere kijk op het leven en op die van gezondheid. Ik was me er zeer goed van bewust dat ik gezondheid bestudeerde, niet ziekte. Door te begrijpen wat gezondheid echt betekent, werd het omgekeerde, ongezondheid, kristalhelder.

Dus in plaats van een bestaand boek te lezen over gezondheid en ziekte en een eerste hulp boek te openen, stelde mijn kleindochter me liever directe vragen over gezondheidsproblemen die ze zelf al was tegen gekomen of waar ze over gehoord had. Ze was voornamelijk geïnteresseerd in wat ze zelf zou kunnen doen wanneer ze geconfronteerd zou worden met overduidelijke gezondheidsproblemen, wanneer ze geen toegang zou hebben tot bestaande gezondheidsfaciliteiten en professionelen. De focus van de antwoorden moet dan ook liggen bij eerste hulp en niet bij wie te bellen of waar naartoe te gaan. We kwamen er al snel achter dat deze focus ons in diepere wateren bracht dan we eerst verwacht hadden. In mijn opinie zijn het de individuen zelf die het meeste bijdragen aan hun eigen genezing, niet het medische personeel, en ik moest al snel heel wat achtergrond informatie verstrekken zodat de praktische tips die ik aanbracht ook steek hielden. Ik werd 'gedwongen' mezelf uit te leggen in woorden die mijn kleindochter kon begrijpen.

Tijdens het verloop van onze gesprekken moesten we dieper graven in de gedachte achter onze handelingen. We moesten een nieuwe manier ontdekken om te kijken naar gezondheid en ziekte als we echt van plan waren om de kracht van genezing terug in de handen van het individu te leggen, waar het, volgens de natuur, thuishoort. Dit zorgde er op zijn beurt voor dat we ook de ernstigere ziektes moesten opnemen, zelfs levensveranderende en levensbedreigende ziektes, door simpelweg een ander uitgangspunt van het leven te volgen en van hoe het leven werkelijk functioneert.

Terwijl we onze gesprekken overliepen begon ik me te realiseren dat deze informatie niet enkel nuttig was voor mijn kleindochter, maar dat het ook een beginpunt kan zijn voor anderen om aan hun eigen onderzoek te beginnen naar wat gezondheid echt betekent. Terzelfdertijd kan dit boek ook een handige gids zijn om u zekerder te voelen over uw eigen handelingen met betrekking tot ziekten en storingen in het lichaam. Het is een beknopt informatieboekje dat streeft naar het vereenvoudigen van het begrip van het ziekteproces, waarbij we dicht bij de rol van de natuur en de aangeboren kracht van het leven zelf blijven.

Als we kijken naar de onderwerpen die hier aan bod komen, lijkt het erop dat we het uitgebreide medische boek der ziekten met enkele pagina's verminderd hebben. En wat echt belangrijk is, is dat we door dit proces het begrijpen van ziektepatronen verbeterd hebben, niet vermindert.

Het is een klein boek gevuld met zeer praktische tips.
Het is een klein boek dat uw geest openstelt voor een andere kijk op het leven zelf
Het is een klein boek dat jouw eerste stap kan zijn naar een meer onafhankelijke gezondheid, naar een meer onafhankelijk leven.

Patrick Quanten

INLEIDING

Wees je eigen dokter

Wat het medisch beroep in de westerse wereld betreft is 'je eigen dokter zijn' enkel toegelaten in eerste hulp situaties, wanneer 'de experts' niet beschikbaar zijn. We willen met dit eerste hulp idee een stapje verder gaan.

Er zijn twee duidelijke aspecten aan 'eerste hulp' ten aanzien van onze gezondheid. Het ene feit is dat het de hulp is die we kunnen bieden aan ons natuurlijke systeem wanneer het 'onrust' ervaart . Het andere feit is dat om deze hulp te kunnen toedienen, de persoon die de onrust ervaart zeker een persoon moet zijn die aanwezig is op het moment van onrust. Dus de hulp die geboden wordt en de persoon die deze hulp nodig heeft, moeten samenkomen en samen werken. En, de persoon die hulp nodig heeft, jijzelf of een andere persoon, bevindt zich misschien niet altijd in de meest comfortabele positie om zichzelf te helpen, maar het is van het allergrootste belang dat we herkennen dat de hulp die je eigen systeem kan bieden vitaal is en je kracht zal geven, zelfs als je ervan uitgaat dat het niet 'het beste' is. Jezelf helpen geeft je kracht en creëert vertrouwen in het leven zelf. Wanneer je niet de persoon in nood bent, kan je een ander persoon enkel effectief bijstaan wanneer je begrijpt hoe de natuur werkt en wat die wil bereiken.

Elk gezondheidssysteem, en eerste hulp is daar een essentieel onderdeel van, zou zich niet moeten focussen op *het redden van levens,* maar eerder op de ondersteuning van het natuurlijke systeem en de natuurlijke processen. In geval van ziekten, kunnen we wetenschappelijk niet beweren of onze acties al dan niet een leven gered hebben. Of iemand een ziekte gaat overleven of niet hangt van duizenden invloeden af, niet in het minste van zijn of haar eigen gedachten. Dus in de eerste plaats moeten we aanvaarden dat het cruciaal is om de natuur te vertrouwen als leidend principe. We mogen het feit niet uit het oog verliezen dat de natuur de mens gemaakt heeft, het leven onderhoudt en ten alle tijden in harmonie is. Dat laatste betekent dat er voor alles wat we rondom ons zien, voor wat er ook gebeurt; er een perfect goede reden is, binnen de natuur. De natuur functioneert als een perfect energetisch, interactief spelletje waarbij ten alle tijden specifieke regels en concepten worden gevolgd. We moeten leren begrijpen dat we niet hier zijn om tegen de natuur te vechten. We zijn hier om ermee samen te werken. En het is juist dat wat we zullen proberen te gebruiken doorheen dit boek.

Het begrijpen van de natuur

Het eerste dat je moet weten, en wat je nooit meer mag vergeten, is dat de natuur het leven in stand probeert te houden onder alle omstandigheden. De belangrijkste taak van de natuur is om levende wezens in leven te houden. Het zal elk noodzakelijk reactiepatroon gebruiken dat het beste werkt om het leven in stand te houden, wat er zich ook afspeelt rondom het organisme. Dit bestaat uit twee delen. Het leven in stand houden houdt in dat je moet verzekeren dat de soort overleeft voor zolang als dat mogelijk is. Dit kan ervoor zorgen dat we de zwakkere exemplaren moeten laten afsterven door levensnoodzakelijke middelen van hen af te nemen en deze aan sterkere exemplaren te geven. Anderzijds zal een bepaalde soort enkel overleven wanneer specifieke exemplaren van deze soort overleven. Dit betekent dat de natuur de overleving van een bepaald individueel leven evenveel ondersteunt dan de overleving van de volledige soort. Voor ons lijken dit misschien twee tegenstrijdige doelen en vanuit het eenzame individuele standpunt is dat ook zo, maar ze passen best goed bij elkaar in het grote kader van de totale evolutie van het universum, waar de natuurlijke wereld op deze planeet toe behoort. Het grotere plaatje is het leven van de groep en het kleinere plaatje is het leven van het individu binnen in de groep. Laat ons niet vergeten dat de natuurwetten van toepassing zijn op beide levende organismen, het individuele leven en het groepsleven. Ze worden beide tot leven geroepen op een gegeven moment in de evolutie. Ze deinen beide uit en worden succesvol in het opgroeien en het sterker worden. Ze nemen beide na enige tijd af in kracht en verdwijnen beide op een gegeven moment in het evolutionaire proces. Tijdens dit proces wordt ten alle tijden vastgehouden aan de natuurlijke regels van betrokkenheid.

Dus wanneer we ons in nood bevinden is dat enkel omdat de natuur, onder de huidige omstandigheden, aan het worstelen is om zijn eerder gevonden evenwicht in het leven te behouden. Of de onrust die wij als individuen ervaren dan veroorzaakt wordt door vroege tekenen van ziekte of door een ongeval, ze zijn beide het resultaat van ons natuurlijke systeem dat ons laat weten dat het aan het worstelen is met overleving. Het is niets meer dan een roep om hulp van de natuur. Het vraagt ons om wat veranderingen door te voeren in onze manier van leven, in de manier waarop we ons systeem vragen ons te ondersteunen in wat we doen. Ziekten en tekenen van slechtwerkende functies zijn indicaties van een verstoord evenwicht in ons leven. Ongelukken gebeuren wanneer we niet op deze signalen letten en ons natuurlijke systeem ons probeert tegen te houden om op dezelfde manier verder te leven.

Meer informatie over het concept en het mechanisme van ziekten kan gevonden worden op mijn websites (www.activehealthcare.co.uk en www.pqliar.net). Het is voldoende om hier te vermelden dat ziekte altijd een persoonlijk proces is. Het kan niet geformuleerd worden in een algemeen concept voor de hele groep. Genezing is ook altijd een persoonlijk proces en kan niet plaatsvinden door richtlijnen te volgen van een groep. Er is geen behoefte aan een algemeen gezondheidszorgsysteem. Het enige dat nodig is, is dat individuen leren begrijpen wat het leven hen duidelijk wil maken, zodat ze op een gepaste manier kunnen reageren. Voor je gezondheid zorgen is je eigen persoonlijke verantwoordelijkheid, wat wil zeggen dat alles wat je nodig hebt om gezond te blijven Eerste Hulp is. Gebruik het correct en geen enkele chronische ziekte zal uw kant op komen.

Heel de schepping komt voort uit een verdichtingsproces van een energetisch veld. Alle materie, inclusief het menselijk lichaam, is energie. Een fysieke manifestatie is het resultaat van toenemende druk op het energetisch veld. Dat is hoe menselijke wezens zijn ontstaan. Hoge druk condenseert zowel energie als materie. Onthoud dat het 'verharden' van weefsels niets meer is dan het resultaat van toegenomen druk op een bepaald deel van het energetisch veld en op de materie die dat energetisch veld manifesteert. Dus alle vernauwingen in het lichaam, of dat nu het verkrampen van spieren is of de vorming van een tumor, zijn allemaal te danken aan aanhoudende hoge druk. En ja, dit betekent dat als we die druk verlichten, we ook het symptoom, de uitdrukking van die energie, genezen omdat het energetisch veld, en dus ook de status van de materie die gecreëerd wordt door dat veld, zich opent, losser wordt en minder opeengedrukt wordt. Zich bewust zijn van het belang van druk op zowel het fysieke als het mentale lichaam van het individu is cruciaal als we willen ondersteunen hoe de natuur reageert op deze druk.

Een ander waardevol stuk informatie is het feit dat, wat de omstandigheden van het leven ook zijn, de effecten die ervaren worden binnenin een individueel organisme het directe resultaat zijn van de manier waarop het organisme reageert op de prikkels van buitenaf. Als het organisme zichzelf openstelt voor bepaalde informatie van de buitenwereld zal het hierdoor beïnvloed worden en het natuurlijk systeem binnenin zal moeten reageren op de inkomende informatie. Als het organisme zichzelf afsluit voor bepaalde informatie van de buitenwereld wordt het niet direct beïnvloed hierdoor en dan hoeft het natuurlijk systeem hier niet op te reageren, moet het zijn routine hier niet voor aanpassen. Dit verklaart waarom niet iedereen, die blootgesteld wordt aan dezelfde omstandigheden, op dezelfde manier reageert, ziek wordt, of dezelfde emotionele reactie vertoont. In de context van dit Eerste Hulp manuscript is dit een belangrijk punt. Als je toelaat dat angst en spanning je leven binnendringen zal je natuurlijk systeem in elkaar krimpen, verkrampen, de stroming van energie verminderen. De angst dat het leven zelf, of het leven zoals jij het kent, jou kan worden 'afgenomen' verzwakt dat leven drastisch. Anderzijds, als jij je systeem kan laten overstromen met zelfvertrouwen en vertrouwen in de natuur dan zullen de natuurlijke processen niet meer worden tegengehouden in het uitdrukken van hun kracht. Natuurlijke genezing zal veel sneller plaatsvinden en vollediger zijn wanneer we onze angst, onze zorgen, en vooral ons geloof 'dat we alles beter weten' opzij zetten. Proberen de natuur te slim af te zijn is nooit een slim idee.

Het concept van deze handleiding

Zonder in detail te gaan over de verschillende ziekten en hoe deze zich kunnen uitdrukken zullen we proberen vast te houden aan de basisconcepten van de natuur. We zullen de onderliggende mechanismen van het voorgestelde probleem aanduiden, waar toepasselijk. Dit is geen nieuw type van medisch boek. Dit is simpelweg een handleiding voor een natuurlijke manier om jezelf te helpen, en anderen, om op de best mogelijke manier te herstellen van een kwetsuur of ziekteverschijnselen. Het blijft een eerste stap op weg naar genezing, niets meer.

Verder hopen we dat deze kleine inleiding, naar een andere manier van denken en een andere manier om gezondheid te benaderen, je kan inspireren om het wat verder te bestuderen. In plaats van te focussen op de variëteit van ziektemanifestaties, zoals ons wordt voorgesteld door de medische wereld die nood hebben aan het creëren van meer experten, mensen die 'alles' weten over steeds kleinere deeltjes van het leven, kunnen we ons misschien concentreren op het bestuderen van gezondheid. Wat is gezondheid? En hoe wordt ze verstoord? Dit zal ons naar een natuurlijk evenwicht in ons leven brengen, in ieder individueel leven, en hoe we het in stand kunnen houden of recht kunnen zetten.

Dus terzelfdertijd als je te gidsen naar het herstellen van gezondheid na een kwetsuur of kleine uitdrukkingen van verstoringen bevat dit kleine boek ook hoop, hoop dat dit je zal aanmoedigen om meer te willen weten over echte gezondheid.

De Eerste Hulp handboeken van het allopatische, medische systeem zitten vol met raad over wat niet medisch opgeleide mensen kunnen doen om 'levens te redden' in levensbedreigende omstandigheden, zoals een acute hartaanval, een beroerte of een anafylactische shock. Dit heeft twee gevolgen die erg belangrijk zijn. Ten eerste, neemt het de aandacht weg van je 'kleine' persoonlijke problemen omdat het leeuwendeel van de tijd besteed wordt aan reanimatie, levensreddende technieken, en niet aan het bijbrengen van hoe het leven in zijn werk gaat en hoe we onszelf kunnen helpen. Dus het idee van Eerste Hulp wordt op een heel andere manier gebruikt. Het gaat allemaal om anderen redden, niet onszelf. Het is niet hun bedoeling je te leren hoe je jezelf moet helpen, jezelf kracht moet geven, of hoe je om moet gaan met gezondheidsproblemen op je eigen manier. Dus de Eerste Hulp is niet op jou gericht! Ten tweede, het benadrukt de afhankelijkheid van medisch personeel en medisch materiaal. Hun eerste hulp draait vooral om hoe je hen kan ondersteunen in hun werk, hun zaak. Het gaat niet om jezelf te helpen, het gaat om de medische industrie te helpen.

Dit kleine boek heeft tot doel je te bevrijden van het allopatische systeem door te leren begrijpen hoe de natuur werkt en dat we kunnen vertrouwen op de natuur, alsook praktische tips om het natuurlijk genezingsproces te ondersteunen. Dit is een eerste hulp boek dat je effectief kan gebruiken in je eigen leven en dat je van informatie zal voorzien die je kan doorgeven aan anderen. Dit is een eerste hulp boek dat je zal warm maken om meer te willen weten, om jezelf te bekrachtigen, om jezelf te bevrijden van afhankelijkheid. Gezondheid is een natuurlijk, aangeboren evenwichtspunt dat werkt als een magneet, waar je constant naar toe wordt getrokken. Gezondheid is niet iets wat je kan kopen of kan krijgen van iemand anders. Het vraagt niet om status of geld. Gezondheid is van jou, in welke staat deze zich ook bevindt, en alleen jij hebt de kracht om dat te veranderen. Jij hebt de kracht om jezelf ziek te maken of jezelf te genezen, twee tegenovergestelde zijden van hetzelfde spectrum, geregeerd door jou, door jouw gedachten, jouw gevoelens en jouw daden.

HOOFDSTUK 1

ZELFHULP EERSTE HULP

Aambeien

Aambeien zijn in feite spataders van de bekkenbodem, rond de anus. (zie' spataders'). De oorzaak van de overdruk, die ervoor zorgt dat de bloedvaten kunnen uitzetten, manifesteert zichzelf in het spiergedeelte van de bekkenbodem. Het bekken vormt de basis waarop de rest van de fysieke structuur wordt gebouwd, en is dus de uitdrukking van de energetische basis van je leven. Het is dan ook noodzakelijk om eens te bekijken op welke basis je leven is opgebouwd, op welke pilaren (geloofsovertuigingen) het steunt, en je serieus af te vragen of dat echt is wat je wil voor de rest van je leven.

- De grootte van de aambeien verminderen kan door het aanbrengen van koude kompressen of door het zitten in een koud waterbad.
- Je kan best gebruik maken van osteopatische of chiropraktische technieken om de fysieke spanning in de bekkenbodem te verminderen.

Acne

Dit is een huidaandoening die zich typisch, maar niet enkel, bij tieners en jong volwassenen voordoet. Het komt meestal voor op het aangezicht, de nek en de schouders van het lichaam. Het vertoont symptomen van plaatselijke ontstekingsplekjes en een algemeen vettig aanvoelende huid. Het is een aandoening die gerelateerd is aan een bepaalde fase in de levensloop. Dit duidt er altijd op dat het te maken heeft met wat er zich op dat moment afspeelt in het leven. In het geval van tieners kunnen we met zekerheid zeggen dat het alles te maken heeft met het omschakelen van kind zijn naar volwassen worden. Dit is in andere woorden een transitiefase, wat wil zeggen dat er grote herstructureringswerken aan de gang zijn in de mentale en fysieke structuur van de persoon. Herstructureren houdt in dat er stukken van het bestaand systeem gesloopt worden, de delen die nu verouderd zijn. Dit heeft veel afvalproducten als resultaat, veel brokstukken, die uit het systeem gezuiverd moeten worden of verbrand zullen worden binnenin de weefsels die aan het herinrichten zijn. Dat laatste proces zal zich uiten als zones van ontstekingen en het eerste als huiduitbarstingen. Terwijl de huid, aangetast door acne, vettig wordt, wordt het duidelijk dat het lichaam zich probeert te ontdoen van een grote hoeveelheid vet-oplosbaar afval, waardoor het veel olie-achtige substanties moet aanmaken. Het systeem doorheen deze aanpassingsperiode ondersteunen wil zeggen dat we het gaan aanmoedigen, oftewel de ontsteking stimuleren en olie toevoegen aan de huid in de vorm van massage met olijfolie of amandelolie, sesamolie of een andere notenolie.

Iedere tegenwerking die je gaat uitvoeren, zoals de huid proberen uit te drogen of de ontstekingsreactie proberen te verminderen, zal het aanpassingsproces verlengen en kan zelfs leiden tot een permanente ophoping van afval in de weefsels. Dit kan op zijn beurt weer leiden naar mogelijke gezondheidsproblemen op latere leeftijd. Het zou zelfs kunnen gebeuren dat de aanpassing niet volledig kan uitgevoerd worden, wat betekent dat de opkomende volwassene niet volledig zal aangepast zijn aan een volwassen leven.

Ademhalingsproblemen (astma, verstopping)

De opbouw van het ademhalingsstelsel is heel simpel. Kleine ballonnetjes vormen samen grotere ballonnen en deze paren opnieuw samen en opnieuw en zo verder tot aan de oppervlakte van het longweefsel. Elke kleine ballon is verbonden met de anderen via een klein buisje. Deze groeperen ook samen om uiteindelijk de luchtpijp te vormen, wat de verbinding is met de buitenwereld. De luchtpijp eindigt aan de onderkant van de keel, waar ze vlak naast de slokdarm ligt, de ingang tot het spijsverteringsstelsel. Aan de top van de luchtpijp en de slokdarm zit een klep die ervoor zorgt dat wanneer één pijp gebruikt wordt, de andere afgesloten wordt. Dus ofwel gaat er eten of drinken door de slokdarm, ofwel gaat er lucht door de luchtpijp (en in de longen) en dan is de slokdarm gesloten. De totaliteit van het ballonnensysteem (de longen) zit vast aan spieren en het is de beweging van deze spieren die toelaat dat er lucht naar binnen wordt getrokken of naar buiten wordt gebracht. De longen zitten vast aan de ribbenkast (buitenste spieren) en aan de onderkant, waar ze de buik van de borst scheiden, aan een zeer grote gebogen spier die het middenrif noemt. De functie van het ademhalingsstelsel wordt verzekerd door spiersamentrekkingen en –ontspanningen. De ribbenkast is omlaag naar de voorkant gericht, afhangend van de schouders waar ze wordt vastgehouden door spieren. Het middenrif is gebogen met de holte naar beneden gericht, naar de buik. Wanneer spieren samentrekken worden ze korter. In het geval van de schouderspieren en de tussenribspieren (spieren tussen de ribben) resulteert dit in een optillende beweging van de ribbenkast, omhoog gericht, wat ruimte creëert. Het trekt het longweefsel omhoog en naar buiten toe. In het geval van de spier van het middenrif, deze wordt naar beneden getrokken door de samentrekking hetgeen ruimte creëert naar beneden toe, waarbij de spier het longweefsel met zich mee trekt. De samentrekking van al deze spieren trekken de ballonnen open, wat een onderdruk creëert in de ballonnen, waardoor lucht naar binnen wordt gezogen. Er zijn maar twee manieren om buiten adem te geraken: ofwel worden de buisjes ergens door geblokkeerd waardoor de ruimte voor luchtdoorstroming smaller wordt, of de spieren laten de longruimte niet voldoende uitzetten. Dat laatste betekent dat de spiersamentrekkingen het longweefsel niet voldoende doen verplaatsen om genoeg onderdruk te creëren, onvoldoende 'zuig'-beweging om lucht naar binnen te trekken. De pijpleidingen worden ten alle tijden vochtig gehouden, niet door stromend water maar door een dik, plakkerig slijm. Het doel van dit slijm is tweeledig. Alle weefsels functioneren het beste wanneer ze vochtig worden gehouden.

Dit vocht 'vangt' ook luchtdeeltjes op die anders de longen kunnen doen dichtslibben met onbruikbaar spul dat wordt meegedragen op de inkomende luchtstroom. Onder normale omstandigheden wordt dit slijm gerecycleerd door de cellen van de pijpleidingen. Maar als de hoeveelheid slijm toeneemt of als het slijm dikker en plakkeriger wordt, kan het zich vanbinnen opbouwen, waardoor de doorgang voor lucht vernauwd wordt. De reden voor de verandering in hoeveelheid slijm en/of de consistentie ervan is altijd de aanwezigheid en uitscheiding van extra afvalproducten door de cellen. Dus ofwel worden er meer 'ongewenste' elementen naar binnen getrokken met de luchtstroom of er wordt meer afval geproduceerd door de cellen zelf, als resultaat van verhoogde druk op de weefsels van de persoon. Meer druk wil altijd zeggen dat we harder werken. Harder werken wil zeggen dat er meer energie verbrand moet worden, wat voor meer afval zorgt dat dan weer verwijderd moet worden. Het voertuig waarin (de meeste) afvalstoffen worden vervoerd is water (slijm). Verstopping van de longleidingen wordt enkel opgemerkt tijdens inspanning. Als je de vraag naar lucht (zuurstof) doet toenemen door het opdrijven van je fysieke activiteit, vind je het veel moeilijker om te ademen door een dichtgeslibde buis. Je moet er meer moeite voor doen. Je bent kortademig en je zal gaan hoesten in een poging het slijm te doen verplaatsen om zo meer ruimte te creëren voor luchtverplaatsing naar binnen en naar buiten.

De meeste verstopping die we opmerken vindt plaats in onze neus en achteraan in onze keel, die naar de bovenkant van de luchtpijp loopt (buiten de longen), niet binnenin de longleidingen. Deze verstopping versmalt of blokkeert de neusdoorgang waardoor we gedwongen worden door de mond te ademen, wat geen natuurlijke ademhaling is die we gebruiken in ruststand. Tijdens de dag, in een rechtopstaande houding, drupt dit slijm langs de achterkant van de neus en keel, waar het uitgespuugd kan worden via de mond of het zinkt naar de bovenkant van de luchtpijp. Hier wordt het tegengehouden en zal het eerder bij de slokdarm binnen gaan dan bij de luchtpijp (de klep opent de slokdarm) waardoor het in het spijsverteringsstelsel terecht komt en zo gerecycleerd kan worden. Om het plakkerige dik slijm te verwijderen zou het helpen als het 'lichter' werd en makkelijker beweegbaar. Om materiaal lichter te maken gebruiken we warmte. Door hete lucht in te ademen, liefst heel vochtige lucht, kunnen we dit bereiken. Als je een kleine badkamer hebt kan je deze vol stoom laten lopen en er in gaan zitten terwijl je langzaam en diep ademt. Een andere manier om hete vochtige lucht te creëren om in te ademen is in een kom met kokend water, die je bedekt met een handdoek. Je steekt je hoofd onder de handdoek en ademt de stoom in, liefst door de neus. Je kan eucalyptus, munt of kamfer toevoegen aan het water.

Alle andere ademhalingsproblemen, waaronder astma, worden veroorzaakt door de spieren. Alle spieren hebben een beperkt samentrekkingsbereik omdat ze vastzitten aan 'vast' materiaal zoals botten. Ze kunnen maar in bepaalde mate samentrekken en niet verder. Wanneer de spieren veel spanning vasthouden, zelfs in rust, wil dat zeggen dat ze kunnen falen om te ontspannen naar hun normale rustcapaciteit, waarbij ze de ruimte om te functioneren beperken. Hierdoor wordt de werking en de beweging van de spieren serieus belemmerd. Hoe kleiner de verplaatsing, veroorzaakt door de samentrekking van deze spieren, hoe lager de bereikte onderdruk in de longballonnen zal zijn. Dit betekent op zijn beurt dat je onvoldoende lucht kan inademen. Als het gaat over de spieren van het ademhalingsstelsel (de schouderspieren, de tussenribspieren en het middenrif) betekent dit dat de oppervlakte voor het uitzetten van de longen serieus gelimiteerd wordt. De schouders worden zo hoog als mogelijk opgetrokken maar hun startpositie, in rustpose, is al veel hoger omwille van de constante spanning die in de spieren wordt vastgehouden. Het middenrif trekt naar beneden maar in rust zit dit al veel lager dan normaal, waardoor de extra ruimte die het kan creëren wanneer het samentrekt ook verminderd is.

- Om de ademhaling te verbeteren moeten we deze spieren ontspannen. Door te concentreren op de uitademing en deze langzaam te verlengen, ontspannen we de spieren aanzienlijk.
- Massage en het aanbrengen van warmte op de schouders en de ribbenkast kunnen bijkomende hulp bieden.

Allergieën

Een allergische reactie is een spontane reactie, soms zelfs een paniekreactie, van het systeem op 'iets'. Dat iets kan de aanwezigheid zijn van fysieke materie, zoals etenswaren of specifieke luchtkwaliteiten, maar het kan ook de aanwezigheid zijn van een bepaalde situatie omdat het leven, en daarmee ook al zijn interacties, energetisch is, niet materieel, is het uiteindelijk een specifieke energetische aanwezigheid waar het systeem op reageert, waarvan de materie een fysische manifestatie is. Symptomen kunnen verschillen van een lokale ontstekingsreactie van delen van of van het

volledige spijsverteringsstelsel of het ademhalingsstelsel.
Het kan echter ook een meer algemene ontstekingsreactie van de meeste systemen van het lichaam omvatten. De
symptomen kunnen licht van aard zijn, zoals jeuk, roodheid
en zwelling van de huid of membranen, of ze kunnen levensbedreigend zijn. Maar er is geen verschil in het proces
van de reactie en geen verschil in de oorzaak van de reactie. Het systeem 'panikeert' wanneer het vibraties van een
bepaalde soort oppikt. De prikkels voor allergische reacties
zijn meestal veel voorkomende zaken en situaties, die voor
de meeste mensen niet in allergische reacties resulteren. Dit
geeft heel duidelijk aan dat datgene wat het verschil maakt
de interne status is van het individu die in contact komt
met de prikkel. De prikkel is eigenlijk totaal onschuldig in
dit verhaal. De manier waarop het systeem reageert is met
een ontsteking. Het doel van een ontstekingsreactie is altijd
om een vervuild deel uit het lichaam te zuiveren. Vandaar,
hoe groter de afvalberg die het individu met zich meedraagt,
hoe zwaarder de paniekreactie van het systeem zal zijn.
Allergische reacties wijzen er altijd op dat er al sprake is
van een serieus inwendig onevenwicht binnenin de persoon
die de reactie vertoont. Daarom is het noodzakelijk om een
serieuze interne schoonmaak te houden als je geen allergische reacties meer wilt.

- Vasten: totaal geen voedsel innemen, enkel simpele vloeistoffen. Gedurende 5 tot 7 dagen.

- Zielsonderzoek om het deel van je leven te identificeren waar je systeem enorme hoeveelheden energie voor nodig heeft om simpelweg van dag tot dag te overleven, het deel van je leven dat onder hoge druk staat.

Artritis/Artrose

Artritis is in essentie een aftakeling van de oppervlakken van het gewricht. De gladde buitenkant van de botten die het gewricht vormen worden ruw en kunnen zelfs beginnen afbrokkelen. Elke storing die heerst bij oudere mensen heeft een sterke leeftijdsgebonden verbinding en dat is niet anders met artritis. Dit kan gezien worden als een eindresultaat van het langdurig onder overmatige druk staan van het gewricht waardoor de weefsels uiteindelijk bezwijken. Aanhoudende hoge druk op het gewricht zal uiteindelijk de weefsels beschadigen, zelfs het harde botweefsel. Dus de oorzaak van artritis, en artrose, is aanhoudende hoge druk. De oppervlakken van de botten die het gewricht vormen worden bij elkaar gehouden en kunnen functioneren door de spieren die over het gewricht heen strekken. Wanneer deze spieren nooit voldoende kunnen ontspannen en constant onder hoge druk staan zal dit uiteindelijk de aftakeling van het gewricht tot gevolg hebben, eerst door de functie van het gewricht te bemoeilijken en later door een afbrokkeling van de structuur. Om artritis, en artrose, te genezen en te voorkomen moeten we er dus enkel voor zorgen dat we de diepe spieren, die rond het gewricht lopen, op een correcte manier ontspannen. Spieren doen enkel wat hen gezegd wordt. De staat van samentrekking waarin ze zich bevinden hangt volledig af van de informatie die ze van het zenuwstelsel ontvangen. Impulsen van hoge druk resulteren in hoge spierspanning. Om het probleem volledig te genezen moeten we de spierspanning verlichten. Artritis, en artrose, kan een lokaal probleem zijn (zeer specifieke gewrichten) of een meer algemeen probleem (de meeste gewrichten)

- Wanneer de spanning algemeen is, moeten we de spanning en druk in ons leven loslaten.
- Wanneer het probleem plaatselijk is, moeten we gaan zoeken naar welk deel de directe druk plaatst op de zenuw die dat specifieke deel van het lichaam onder controle heeft. Bijvoorbeeld, de zenuwen die door de arm lopen kunnen onder druk worden gezet ter hoogte van de schouders of aan de basis van de nek. De zenuwen die door het been lopen kunnen

onder druk komen te staan waar ze het ruggenmerg verlaten of aan de onderkant van het bekken of rond de heup.

- Om de spanning in de spieren los te laten, masseren we met druk, we rekken de gewrichten en we voegen warmte toe. Om effectief te behandelen moeten we de aangetaste gewrichten masseren alsook dat deel van het lichaam dat de druk op de desbetreffende zenuw uitoefent. Dit kan een fysiek deel van het lichaam zijn of het kan onze algemene levensstijl zijn waar we aan gewend zijn geworden. Fysieke therapie kan enkel werken op het niveau van het uitwendig spierstelsel, de spieren die ervoor zorgen dat we kunnen bewegen. De diepere spieren, die de gewrichten doen 'verkrampen' op permanente basis zijn structurele spieren, wat betekent dat ze de gewrichten bij elkaar houden. Ze laten een specifiek bereik van beweging toe en ze beschermen de volledige structuur tegen plotse gewelddadige bewegingen. Om op dat niveau de permanente druk echt los te laten moeten we onze geest trainen om te ontspannen, om zelfopgelegde restricties, geloofsovertuigingen en beperkingen los te laten. Open uw geest om uw lichaam open te stellen.

Symptomen die opduiken bij de aftakeling van de functie van de gewrichten en later van de structuur van het
gewricht, (pijn, zwelling, roodheid, hitte) zijn signalen van
ontsteking, die zich meestal manifesteren in acute omstandigheden gedurende een relatief korte tijd (artritis). Dit is
een spontane reactie van het lichaam om te proberen de
weefsels open te zetten. Het is een natuurlijke poging tot
het opheffen van de hoge druk die op het gewricht aanwezig is (artrose). Hitte zal de structuur van de weefsels
losser maken wat voor meer ruimte zorgt om te kunnen
functioneren. Terzelfdertijd zal het afvalstoffen tussen de
weefsels (spieren en ligamenten) verbranden, wat opnieuw
zorgt voor meer ruimte om te functioneren.

- We gebruiken koude kompressen op de gezwollen
  gewrichten om de zwelling te doen verminderen
  (de symptomen verlichten) en op hetzelfde moment
  gaan we de gewrichten masseren en stretchen om het
  zuiveringsproces te stimuleren. Je doet dit zelfs als de
  gewrichten gezwollen zijn en je mag niet vergeten
  het deel dat directe druk op de zenuw plaatst ook te
  behandelen.

- Wanneer de artritis algemeen is kunnen we helpen
  door te vasten om het uitdrijven van afvalstoffen op

grote schaal te ondersteunen. De spanning in uw gedachten uitzuiveren kan gebeuren door meditatie en door simpele ademhalingstechnieken toe te passen, zoals bewust zo langzaam en zo diep mogelijk in- en uitademen om op die manier de verschillende aspecten van het ademhalen onder controle te brengen.

- Gebruik een warmwaterkruik op de aangetaste gewrichten.

Brandwonden

Brandwonden kan je indelen in verschillende graden, maar hetgeen we moeten begrijpen is wat hitte effectief doet met levende weefsels. In de eerste plaats veroorzaakt het een ontstekingsproces waarbij de weefsels tekenen van zwelling vertonen, roodheid, zwelling, hitte en pijn. Dit kan evolueren naar de vorming van blaren om het onderliggende weefsel af te koelen en om te voorkomen dat de hitte zich verder verspreidt naar de dieper liggende lagen. Als het branden blijft aanhouden zullen de weefsels uiteindelijk uitdrogen, verschroeien en zwart worden, wat een indicatie is van de volledige dood van de weefsels. Deze fase impliceert serieuze en levensbedreigende complicaties, waarvoor speciale urgente dienstverlening nodig is. Onze hoofdzorg is de ontstekingsfase. Hier is de ontsteking geen spontane genezingsreactie. De overtollige hitte in de weefsels, de ontsteking, wordt veroorzaakt door een uitwendige bron.

- In alle gevallen is het eerste wat moet gebeuren de huid afkoelen, ofwel door er stromend water over te laten lopen of door ijs te gebruiken, gewikkeld in een natte handdoek of stuk stof.

Eens dat de brandwonde geen hitte meer verspreidt in de weefsels, kan het genezingsproces van start gaan. Wees je ervan bewust dat de verspreiding van deze hitte binnenin de weefsels veel langer kan duren dan je zou denken. Neem een lange afkoelingsperiode in acht (minstens 24 uur). Maar eens we zeker zijn dat de hitte is afgenomen in de weefsels, kunnen we ons concentreren op het ondersteunen van het genezingsproces, het herstel van de weefsels.

- Open wonden worden besproken in 'wondverzorging'. Het enige specifieke hier is dat ze veroorzaakt worden door ontsteking en hitte. Dus het is noodzakelijk om gebruik te maken van aloë vera, kokosnootolie, goudsbloemzalf, boter, enz. om de weefsels te voeden, terwijl we ze koud houden en tegelijkertijd het herstelproces stimuleren.

- Blaren. Wij raden aan om ze met rust te laten tot ze klaar zijn om vanzelf open te barsten. In de tussentijd bescherm je ze door er een verband om te draaien en voldoende koelende oliën aan te brengen. (zie hierboven).

- Wanneer de brandwonden beginnen te genezen, eindigen we met een droge huid. Dus is het noodzakelijk om olie te gebruiken zodat de cellen opnieuw kunnen groeien. Hier kunnen meer voedende oliën gebruikt worden zoals sesamolie, amandelolie, andere notenolie of zelfs gewone olijfolie. In deze fase laat je de huid zoveel mogelijk blootgesteld aan de lucht.

Breuken.

Om een bot te breken moet er een trauma aan vooraf gaan, een betekenisvol trauma. Een zware verstuiking kan de buitenste laag van het bot scheuren, of de aanhechting van de pees aan het bot losser maken, maar dit wordt niet onder een breuk gerekend, ook niet als er een klein 'scheurtje' is ontstaan in de buitenlaag van het bot. Ook tellen hele fijne oppervlakkige breuklijntjes, zoals vastgesteld met röntgenstralen, niet mee. Een breuk betekent een gebroken bot, niet 'een kantje eraf'. Maar, bij elk betekenisvol trauma kan je een mogelijk gebroken bot verwachten. Voetnoot: een krak horen betekent niet noodzakelijk een gebroken bot. De krak die je hoort wordt veroorzaakt door het loslaten van spanning in de spieren. Laten we onderscheid maken tussen duidelijke breuken en vermoedelijke breuken. Wanneer een stuk bot door de huid steekt is het bot gebroken. Wanneer de vorm van een lang bot (arm, been) duidelijk is veranderd is het bot gebroken. In deze gevallen kan je bijna 100% zeker zijn dat de twee uiteinden van het gebroken bot niet meer correct in elkaar passen. Dit noemen we verplaatste breuken.

- Raak het niet aan, tenzij je een hevige bloeding moet stoppen. Leg ijs op de plaats van de breuk. Beweeg het gekwetste deel niet en verplaats de persoon niet zolang hij/zij zich niet in een levensbedreigende situatie bevindt. Bel de hulpdiensten want een verplaatste breuk herstelt het best wanneer de twee uiteinden weer correct op mekaar aanpassen.

Een niet-verplaatste breuk is eigenlijk hetzelfde als een verrekt gewricht, behalve dat de impact op het bot groter was of onder een bepaalde hoek gebeurde waarbij het bot de toegevoegde druk niet kon verwerken. Dokters hebben het gevoel dat ze exact moeten weten welk soort breuk het is voor ze kunnen gaan behandelen. Dit is zelden of nooit nodig. Een 'vermoedelijke' niet-verplaatste breuk (geen duidelijke verplaatsing) is alles wat je moet weten om met het behandelen van de kwetsuur van start te kunnen gaan.

- Immobilisatie is een onmiddellijke prioriteit. Beweeg het gedeelte dat gebroken zou kunnen zijn niet. Hoe de breukplaats te immobiliseren, met een spalk, kan soms wat puzzelwerk met zich meebrengen. Een breukplaats spalken met wat je in je onmiddellijke omgeving kan vinden om het van een soliede basis te voorzien is nochtans noodzakelijk, zowel om het genezingsproces te laten beginnen als voor het comfort van de persoon.

- Als de breukplaats zich in de buurt van een gewricht bevindt, zorg je ervoor dat het gewricht mede geïmmobiliseerd wordt Als de breukplaats zich tussen twee gewrichten bevindt, dan zorg je ervoor dat zowel het gewricht erboven als eronder zo weinig mogelijk kan bewegen.

- De eerste behandeling na immobilisatie bestaat eruit om de symptomen te verminderen (pijn, kneuzing, zwelling). Leg een ijszakje op de gekwetste plaats. Dit kan gemakkelijk gedaan worden wanneer de breukplaats gespalkt is, maar is onmogelijk wanneer de dokters de gekwetste plaats in het gips hebben gelegd.

- Elk gebroken bot geneest het beste wanneer er de mogelijkheid is voor kleine bewegingen en ruimte voor de initiële zwelling. Een volledig gipsverband zorgt ervoor dat de spieren helemaal niet meer kunnen bewegen en dit gedurende verschillende weken. Dit vertraagt het genezingsproces en verzwakt het hele mobiliteitssysteem. Lichte spierbewegingen van de breukzone stimuleren de bloedsdoorstroming en ondersteunen zo het genezingsproces. Dus het is altijd het beste om gebruik te maken van, in het slechtste geval een half gipsverband (schelp), iets dat nog steeds beweging, lucht, warme kompressen en massage op de gekwetste plaats toelaat. Dit zijn allemaal vereisten tijdens het genezingsproces.

Na een paar dagen, zeker als het gekwetste deel niet vastzit in een gesloten gipsverband, zullen de symptomen beginnen afnemen. Het systeem begint zijn weg naar genezing, het herstel van de gebroken weefsels.

- Tijdens de herstellingsperiode hou je de gekwetste plaats zo goed mogelijk geïmmobiliseerd en voor het merendeel van de tijd. Als enige beweging noodzakelijk is, zorg dan altijd voor ondersteuning van het gekwetste deel.

- Leg er warmte op. gebruik passieve bewegingen in de vorm van massage, zelfs over de breukplaats. Gebruik simpele oliën om het herstel van de weefsels te bevorderen.

- Wanneer de gescheurde stukken terug samen beginnen te komen en weer wat steviger beginnen aan te voelen, kan je beginnen met actieve bewegingen van de plaatselijke spieren. In eerste instantie zonder gewichten, en daarna, wanneer je er meer vertrouwen in hebt, met gewichten. Laat je leiden door wat je lichaam jou vertelt, door de feedback die het jou geeft.

Constipatie

De medische definitie van constipatie houdt geen rekening met een tijdsfactor. Er is geen 'regelmaat' in darmbewegingen omdat elk persoon zijn/haar eigen routine heeft, wat voor sommigen zeer regelmatig is en voor anderen helemaal niet. Constipatie wil gewoon zeggen dat de stoelgang hard is, droog is en moeilijk te evacueren valt. Harde en droge stoelgang zijn een resultaat van een gebrek aan glijmiddel in de darm. Wat alle weefsels glad en vochtig houdt is olie, is vet. Een gebrek aan vet in de darm, in de voering van de darm, resulteert in een droge en harde stoelgang. Dit is van veel groter belang dan de aanwezigheid van water in de darm, wat voornamelijk gebruikt wordt om afvalproducten te vervoeren. En ja, het klopt dat we vezels nodig hebben in ons dieet, maar enkel in een natuurlijke evenwicht met hoog energetisch water (water uit 'levende' materie, uit natuurlijke bronnen, uit natuurlijk voedsel). Meer vezels als afzonderlijk supplement innemen zal ervoor zorgen dat water en olie geabsorbeerd worden door de vezels en zo weggehouden worden van de membranen van de darmwand, waardoor je meer kans hebt op het creëren van een geconstipeerde stoelgang.

- Gebruik meer sappige vruchten in je dieet, zeker tijdens de zomermaanden. Gebruik, in het algemeen, meer waterige voedingsmiddelen zoals soep of pap, die zowel water als vezels bevatten.

- Verhoog de inname van vet en olie, niet enkel plantaardige oliën, maar ook dierlijke vetten, in uw dieet. Dierlijke vetten zijn zwaarder en stabieler, waardoor ze sterkere voertuigen zijn om het zware vet-oplosbare afval te verwijderen uit het lichaam. Een andere manier om meer olie en vet in het lichaam te krijgen is via de huid.

- Masseer de buik minstens één tot twee keer per dag, gebruik daarbij sesamolie, amandelolie of zelfs olijfolie. Volg dit verder op door een warmwaterkruik op de buik te leggen.

Moeilijkheden met het evacueren van de stoelgang, zelfs wanneer deze niet bepaald droog of hard is, is een probleem dat veroorzaakt wordt door zwakke mobiliteit in de darm. Een combinatie van samentrekking van één darmsegment en de ontspanning van het volgende segment zorgt voor een voorwaartse beweging van de stoelgang. Gebrek aan kracht zal als resultaat hebben dat er een gebrek aan beweging ontstaat. Dit kan veroorzaakt worden door onvoldoende samentrekkingskracht in het bovenste segment van de darm maar in werkelijkheid is de oorzaak bijna altijd te wijten aan te hoge rustspanning in de darmspieren van het lagere segment, wat een efficiënte voorwaartse beweging verhindert. Wanneer er een gebrek aan ontspanning is in het segment dat de voorwaarts bewegende stoelgang hoort te ontvangen wordt de vlotte voorwaartse beweging bemoeilijkt. Dus moeten we de darmspieren ontspannen.

- Masseer de buik.
- Leg warmte op de buik.

- Langzame en diepe ademhaling met medewerking van de buikspieren (buikademhaling), waarbij we onze aandacht voornamelijk op de uitademing richten.

- Algemene beweging van de lage rug, het bekken en de buik. Dansbewegingen, yogabewegingen, Tai Chi bewegingen, van links naar rechts draaien, achterover buigen.

Convulsies

Een convulsie is medisch gedefinieerd als een plotse aanval die resulteert in stuiptrekkingen, zintuiglijke verstoringen en het verlies van bewustzijn. Stuiptrekkingen zijn plotse, gewelddadige, onregelmatige bewegingen van het lichaam, veroorzaakt door onvrijwillige spiersamentrekkingen. Dit is een spontane kortsluiting in het zenuwstelsel, wat het lichaam doet als antwoord op een overmachtige overdruk. Als toeschouwer moet je je geen zorgen maken om de onderliggende reden van deze overdruk. Dat is iets wat het individu moet aanpakken eens de acute fase achter de rug is. Probeer de stuiptrekkingen niet tegen te houden. Sla niet in paniek want de onbewuste staat zal zichzelf oplossen eens de overdruk in de zenuwen zichzelf uit het systeem gewerkt heeft door de spieractiviteit. Jouw hulp bestaat eruit te zorgen dat de persoon veilig is en zichzelf niet kan kwetsen door de onmiddellijke omgeving. Verplaats gevaarlijke voorwerpen weg van de persoon om plaats te creëren. Wacht tot de stuiptrekkingen ophouden en maak het de persoon dan gemakkelijk in een liggende positie. Als ze zonder moeilijkheden ademen mag je ze ook op hun rug laten liggen. Als de ademhaling moeizaam verloopt leg je hen in de herstelpositie. Als ze op hun tong hebben gebeten en uit de mond bloeden, maak je daar geen zorgen om, en leg ze in de herstelpositie. De persoon kan zich later zorgen maken over de gekwetste tong, en meestal geneest deze steevast, snel en volledig vanzelf. De nawerking van een convulsie is extreme moeheid. Laat de persoon slapen.

Convulsies zijn altijd het eindresultaat van een periode van serieuze overdruk op het centrale zenuwstelsel. Het is belangrijk voor het individu om te herkennen waar deze druk in hun leven vandaan komt en om stappen te ondernemen om dit serieus te verminderen. Dit kan gedaan worden door de omgeving waarin men leeft te veranderen of door de manier waarop men reageert op de dingen die men voorgeschoteld krijgt in het leven te veranderen.

Aanvallen kunnen in je leven aan bod komen na een serieus ongeval met een hoofdletsel tot gevolg. In dit geval is het zeer waarschijnlijk dat de overdruk komt vanuit de hoge nek en vanonder de schedel. Diepe weefselmassage en/of osteopathische hulp kunnen deze druk drastisch verminderen over tijd.

De hik

De hik is het resultaat van een krachtige, ongecoördineerde, samentrekking van het diafragma (de middenrifspier), gevolgd door een diepe ontspanning van die spier. Dit opent en daarna sluit de longen. Het doorbreekt het normale ademhalingsritme met een oppervlakkige, zeer korte en inefficiënte ademhaling. Vandaar dat het een voorval is dat zich niet te lang mag verder zetten en het herstelt zich dan ook al snel spontaan. Op die ene grote uitzondering na wanneer de hik uren kan aanhouden.

Dus de hik wordt veroorzaakt door een ongeplande samentrekking van de middenrifspier. Maar, de onderliggende oorzaak is een geïrriteerde zenuw. Zenuwen raken geïrriteerd wanneer ze onder druk komen te staan. Dit betekent dat de zenuw die het middenrif bestuurt, op dat moment, geïrriteerd geraakt. Waardoor? Waarschijnlijk door de hoge druk waardoor de zenuw zelf omringd is, en dat is dan gesitueerd aan de bovenkant van de maag. Hoge zenuws-panning van de maag kan invloed hebben op de werking van het middenrif, niet enkel door de neerwaartse ruimte, die beschikbaar is voor het middenrif, te verminderen, maar ook door een directe irritatie van de zenuwbaan.

- Om de spier te doen ontspannen, moeten we ons concentreren op een langzame en diepe uitadem-ing. Als de irritatie van de zenuw van het middenrif afkomstig is van een irritatie van de maagspieren, dan zal een warm drankje helpen.

- De zenuwirritatie kan verminderd worden door de aandacht van de hersenen af te leiden. Dit kan gedaan worden door verschillende trucjes zoals de persoon doen schrikken, een rijmpje herhalen op de uitadem-ing, of je adem inhouden op een ontspannen manier.

Diarree

De definitie van diarree heeft weinig of niets te maken met tijd, en meestal is er geen direct verband met wat je net gegeten hebt. Een losse, ongevormde stoelgang wordt beschouwd als diarree. Dit wordt veroorzaakt door overtollig water in de darm wat voor een snelle zuivering zorgt. Omdat dit een spontane reactie van het lichaam is, rijst de vraag waarom het lichaam dit zou doen. Overtollig water wordt gebruikt om systemen te zuiveren, om onnodige producten weg te spoelen. In de darm zijn dit, over het algemeen, afval-producten die ontstaan uit cellulaire activiteit. Afval is 'dat-gene wat overblijft' nadat de cellen energie verbrand hebben om een specifieke taak uit te voeren. Wanneer dit afval zich opstapelt in plaats van gerecycleerd te worden op het einde van het productieproces, wordt er een saturatiepunt bereikt waarbij het organisme een beweging in gang zet om op een snelle manier het afval uit het systeem te verwijderen. Dit kan bewerkstelligd worden door het creëren van een losse, ongevormde stoelgang, wat het directe resultaat is van het aantrekken van meer water naar de darm en het opdrijven van kracht en frequentie van de samentrekkingen van de darmspieren. Meer water aantrekken naar de afvalplaats, in dit geval de darmen, zal zorgen voor een snel vervoer en evacuatie van de onnodige producten. Terzelfdertijd zal een toename in de spieractiviteit van de darmspieren zorgen voor een extra snelle beweging van de inhoud. Dit kan leiden naar het verkrampen van de spieren, wat voor buikpijn zorgt.

- Om buikkrampen te verlichten zou je een warmwa-terkruik op je buik moeten leggen. Indien mogelijk kunnen we ook de buik masseren. Terwijl we neerliggen kunnen we langzaam en diep ademen in de buik om de spieren te laten ontspannen.

- Omdat het systeem grote hoeveelheden water los laat is het een goed idee om meer te drinken dan normaal. Maar dwing jezelf niet om te drinken want dit zal meer spanning op het lichaam zetten. Voldoe aan wat je lichaam vraagt.

Een periode van diarree is een natuurlijk voorkomend mechanisme om het systeem te zuiveren van overtollig afval. Het zou gezien moeten worden als een genezing, niet als een ziekte. Wanneer mensen regelmatige perioden of lange perioden van diarree ervaren, betekent dit dat het systeem de hoeveelheid afval die geproduceerd wordt niet op tijd kan verwerken.

- Mensen die lijden aan chronische diarree moeten hun afvalproductie eens onder de loep gaan nemen en dat betekent dat ze moeten gaan kijken naar hoeveel energie ze iedere dag van hun leven nodig hebben. Dit is wat verantwoordelijk is voor het produceren van deze afvalberg. Hoe meer gespannen men te werk gaat in het dagelijkse leven, hoe meer afval er geproduceerd wordt.

Afval is het residu van energieverbranding. Hoe meer energie er verbrand wordt, hoe groter de afvalberg. Energie wordt normaal gezien zuiver verbrand. Dit wil zeggen dat alles netjes opbrandt waardoor er enkel kleine, recycleerbare, afvalproducten achterblijven. Maar als energie verbrand wordt in tegenstrijdige omstandigheden – iets doen zonder het echt te willen; gedachten creëren die men niet volledig kan omarmen - verbranden we energie, dempen we de vuurhaard en wakkeren het dan opnieuw aan. Dit laat afvalproducten achter die te groot zijn, en van een andere consistentie, die niet correct gerecycleerd kunnen worden. Het is dit afval dat zich opstapelt en dat uiteindelijk uit het systeem zal moeten gedreven worden als we willen vermijden dat we onszelf vergiftigen. Een slecht werkend verteringsstelsel kan enkel genezen, rechtgezet, worden door onze houding naar het leven te veranderen, door te veranderen hoe we leven, door aanhoudende druk uit ons leven te verwijderen.

Hersenschudding

Door een zware klap op het hoofd kan de persoon verward en gedesoriënteerd raken. Dit wordt veroorzaakt door een zwelling van het hersenweefsel. Omdat de hersenen volledig omringd zijn door botten is er geen ruimte om uit te zetten.

Dit betekent dat een zwelling van de hersenen hoge druk in de hersenweefsels en op het zenuwstelsel zal veroorzaken. Afhankelijk van welk deel van de hersenen de meeste druk krijgt zal het resulteren in een storing van de functies waar dat bepaalde deel verantwoordelijk voor is. Dus elke storing in de functie van het zenuwstelsel, of dat nu zintuiglijk, motorisch of in het cognitieve is, moet in de eerste plaats gezien worden als een direct resultaat van de impact. Het effect dat we zien noemen we een hersenschudding. Er zal tijd voor nodig zijn om de zwelling te laten afnemen. In de tussentijd zou de persoon moeten worden aangemoedigd om de hersenen zo weinig mogelijk te gebruiken, prikkels te verminderen door het geluid laag te houden, door de kamer donker te maken, de persoon toe te laten om te slapen. De medische wereld vreest dat hersenschudding kan leiden tot coma, een totaal verlies van bewustzijn. Om deze reden raden ze aan dat de gekwetste persoon vaak wakker gemaakt moet worden en de vitale functies gecontroleerd moeten worden. Maar, de 'behandeling' voor coma en hersenschudding is exact hetzelfde. Er is niets meer wat je moet doen voor een persoon die buiten bewustzijn is en nog steeds ademt dan voor een bewust persoon met een hoofdletsel die nog steeds ademt. Het maakt wel een verschil of de persoon ademt of niet. Dus als je je zorgen maakt, controleer de persoon dan door zijn/haar ademhaling te observeren, niets meer. Maar doe het stilletjes zodat je de persoon niet wakker maakt. Het systeem van de persoon heeft zo veel mogelijk rust nodig. Dus, er is geen behoefte aan voedsel of water tot de persoon er zelf zin in heeft. Dien geen enkele medicatie toe want dit kan het bewustzijnsniveau van de gekwetste persoon beïnvloeden.

- Om de onmiddellijke zwelling te verminderen kan je een ijszakje tegen het bovenste gedeelte van de nek houden en een koud kompres tegen het voorhoofd.

Tijdens de eerste periode na de impact kunnen we een verslechtering van de persoon zijn toestand verwachten omdat de zwelling nog vorm moet nemen. Maar tegen de tijd dat je de persoon verplaatst hebt naar een rustige plek zou dit zich moeten stabiliseren. Enige verslechtering in de toestand die zich in de volgende uren afspeelt kan een indicatie zijn van een bloeding aan de binnenzijde van de schedel, wat in toenemende mate meer druk zet op het centrale zenuwstelsel. Slaperig zijn is niet noodzakelijk een verslechtering van de toestand. Braken, rusteloosheid, spontane zenuwtikken kunnen wel een teken van verslechtering zijn. Dit is het moment waarop je de hulpdiensten verwittigt.

Neem voldoende tijd voor het herstel in acht. Het kan dagen duren voor de persoon weer op een normale manier functioneert en voor de zintuigen weer op een normale manier met prikkels om kunnen gaan.

Hoofdletsels

Een hoofdtrauma vindt plaats als resultaat van een serieuze impact, te wijten aan een val waarbij het hoofd een hard oppervlak raakt of doordat het hoofd met grote kracht geraakt wordt door een zwaar of scherp voorwerp. Dit kan de huid flink opensnijden, wat tot een hevige bloeding kan leiden. Dit is het eerste om uw aandacht op te richten. Ook al is dit niet het belangrijkste.

- Leg ijs op het hoofd. Als er bloedingen of kneuzingen zijn aan de buitenkant van de schedel zal dit deze verminderen. Als er sprake is van hersenschudding (zwelling van de hersenen) zal het ook helpen de impact hiervan te beperken.

Het allerbelangrijkste aspect van een hoofdletsel is de mogelijke schade die het verricht aan de binnenkant. De hersenen zijn een zeer zacht weefsel, omhuld door een harde schedel van bot, en beschermd tegen druk door vloeistof tussen het zachte weefsel en de harde schedel. Bij een serieus hoofdletsel kunnen de hersenen stevig tegen de harde binnenkant van de schedel worden gedrukt, wat een toename in het watervolume tot gevolg kan hebben, in een poging de hersenen te beschermen tegen beschadiging van de druk (zie hersenschudding). Maar, elke druk op weefsels zal een zwelling tot gevolg hebben en mogelijke kneuzing wanneer enkele bloedvaten barsten. De daaropvolgende druk van deze zwelling op de cellen zal de functie van de cellen verminderen. Aangezien de hersenen de computer van het lichaam zijn en alle functies regelen, kan dit effect hebben op de vitale functies en is mogelijk levensbedreigend zijn. Vandaar is het van groot belang om de basisfuncties van het lichaam te controleren en om de drang van de hersenen om actief te zijn te verminderen. Er zal veel rust nodig zijn en tijd om te herstellen.

- Verplaats de gekwetste persoon nooit onmiddellijk (uitzonderlijk als de gekwetste persoon in onmiddellijk gevaar is, bijvoorbeeld, als hij zich in een brandend gebouw bevindt, over een klif hangt, in het water ligt, enz.)

- Controleer de vitale functies (zintuigen, beweging, gevoeligheid, bewustzijn). Praat tegen de gekwetste persoon.

- Als je een storing merkt in één van deze functies, neem je onmiddellijk contact op met de hulpdiensten. Terwijl je wacht, hou je ijs op het hoofd en probeer je de persoon wakker te houden. Geef hem niets te eten of te drinken en leg de benen omhoog.

- Wanneer hij buiten bewustzijn raakt of braakt, leg hem dan in een herstelpositie.

Dus wanneer er duidelijk verlies is van bepaalde functies zoals zicht, gehoor, gevoelens of beweging, of een algemeen volledig verlies van bewustzijn, moet je er van uitgaan dat er een serieuze impact is op de hersencellen.

- Als je vaststelt dat al deze functies in orde zijn, dan moet je de gekwetste persoon verplaatsen en de persoon comfortabel maken. De beste manier om hem te verplaatsen is door hem te dragen in een liggende houding. Maar in de meeste gevallen is dit niet mogelijk of noodzakelijk.

- Een persoon met een hoofdletsel verplaatsen moet langzaam gebeuren en stap voor stap. Je moet bij elke stap ondersteunen. Bij elke stap, controleer je de hersenfuncties. Je blijft tegen hem praten en let zorgvuldig op zijn antwoorden en reacties.

- Als bij één van deze stappen de conditie verslechtert, maak je het de persoon gemakkelijk in een liggende houding, waar hij ook mogen zijn en je belt de hulpdiensten.

- Als alles goed verloopt bereik je de eindbestemming. Dat is een comfortabele liggende houding op een plaats waar de persoon voor langere tijd kan rusten.

- Van hier af aan wordt de behandeling gericht op zoveel mogelijk rust voor de hersenen, wat betekent dat de persoon niet meer moet verplaatst worden. Neem zoveel mogelijk zintuiglijke prikkels weg als je kan. Zorg voor een stille omgeving, een donkere kamer, beperk eten en drinken, zodat hij kan rusten.

- De hersenen laten rusten wil zeggen dat de persoon moet kunnen slapen. Aan de andere kant kunnen we enkel weten of de functies van het zenuwstelsel van de persoon goed functioneren door het te testen. Nu en dan (laat je angst niet je hart overheersen en minimaliseer jouw interventies) ga je binnen en stimuleer je de persoon, maak je hem wakker en controleer je op storingen van het zenuwstelsel.

- Herstel kan enkele dagen duren.

Een hoofdtrauma kan ook een breuk in de schedel veroorzaken. Soms is dit duidelijk omwille van een serieuze indeuking van de schedel, wat je kan zien of voelen door lichte aanraking of door een blootgesteld deel van de schedel (bij een grote snijwond). Meestal is de schedelbreuk niet het meest dringende of zelfs het meest gevaarlijke deel van de kwetsuur. Omdat deze spontaan zal genezen zonder problemen zolang de hersenfunctie in orde is. Wanneer de indeuking van de schedel diep is, kan er chirurgische interventie nodig zijn, want zulke indeuking kan langdurig druk zetten op de hersencellen. Een teken van een mogelijke schedelbreuk, zoals vermeld wordt in de medische boeken, is een lichte bloeding uit één van de oren. Dit kan het gevolg zijn van een kleine breuk van een zwakker of verder af gelegen deel van de schedel, het lagere deel bij de gehoorgang. Dit heeft over het algemeen weinig of geen impact op de functie van de hersenen. Mettertijd zal dit spontaan genezen.

- In de eerste fase na het trauma leg je ijs op het oor.

Hoofdpijn

Van hoofdpijn wordt gezegd dat het veel fysieke oorzaken kan hebben. In werkelijkheid worden hoofdpijnen veroorzaakt door een overdruk op delen van het centrale zenuwstelsel. In welk specifiek deel en in welke weefsels deze overdruk zich manifesteert is niet de belangrijkste zaak. De oorzaak van de hoofdpijn is *te veel druk*. Het is essentieel dat je zelfonderzoek uitvoert om te achterhalen wat deze druk feitelijk is, niet zo zeer wie of wat het veroorzaakt. Dit is vooral belangrijk wanneer je in de mogelijkheid bent om afstand te nemen van de persoon of situatie waar volgens jouw gevoel de spanning vandaan komt. Maar zelfs dan moeten we ons bewust zijn van het feit dat we geleerd hebben om dikwijls zo veel druk op onszelf te zetten, ook als onze buitenwereld dit niet dadelijk van ons eist. Meestal gaat het eenvoudig om de oorsprong van de druk te identificeren en dan onze houding met betrekking tot die oorsprong te veranderen.

- Adem langzaam en ontspan.
- Leg ijs op het voorhoofd en achter in de nek.
- Verminder zintuiglijke prikkels.
- Verwijder de spanning van de specifieke situatie simpelweg door niet meer toe te laten dat je systeem overbelast wordt. Jij bent degene die beslist *hoe* je reageert op een specifieke situatie. Jij beslist om met druk te reageren. De situatie of de persoon is enkel de trigger, niet de oorzaak.

Huiduitslag

De huid is het grootste uitscheidingsorgaan van het lichaam. Het is ook het enige uitscheidingsorgaan dat omgaat met elk soort van afvalproduct met uitzondering van het darmstelsel: gassen, wateroplosbare en vet-oplosbare afvalstoffen. Het wordt gebruikt in een noodgeval om opgehoopt vuil zo snel mogelijk uit het systeem te duwen. Wanneer dit gebeurt zal het uitzicht van de huid veranderen. Dus elke huiduitslag is een uitdrukking van afvaluitdrijving van een of andere soort. Dit gebeurt spontaan, wat betekent dat het systeem besloten heeft dat een teveel aan afval verstoring brengt in de normale functie van een orgaan. De overmaat aan afval langs de huid naar buiten duwen helpt om de innerlijke systemen te zuiveren en te vrijwaren, wat zorgt voor een betere, efficiëntere, werking van het systeem.

- Je kan warmte gebruiken om de uitscheiding van afval door de huid te stimuleren. Meer water drinken helpt met oplosbaar afval. Olie aanbrengen op de huid helpt met de uitscheiding van vet-oplosbaar afval. (bijvoorbeeld bij eczeem, in algemene termen droogheid van de huid, maar ook bij wratten).

Huiduitslag kan een aantal vervelende symptomen met zich mee brengen zoals jeuk, droogheid, ontsteking, zwelling, roodheid en pijn. Dit zijn signalen die ons vertellen dat we een probleem hebben met ons afvalmanagement. Maar door de huiduitscheiding te stimuleren door het aanbrengen van warmte zullen we het uitscheidingstempo versnellen maar ook de ernst van de symptomen doen toenemen.

- Als de ontsteking/pijn ondraaglijk wordt, leg dan koude kompressen. Blijf de huid masseren met olie en blijf olie toevoegen. Het zal de huid vochtig houden en essentiële stoffen toevoegen aan de cellen, wat voor een betere functie van de cellen zal zorgen. Het is het beste om pure aloë vera gel te gebruiken, goudsbloemolie of kokosnootolie, omdat dit koelende oliën zijn.

- Wanneer je lijdt aan huiduitslag van eender welke soort is het het beste om deze bloot te stellen aan lucht en ze niet af te dekken. Dit zal ervoor zorgen dat uitgescheiden afvalproducten verwijderd kunnen worden in plaats van de uitgaande stroom van afval te blokkeren. Als je er toch een verband om moet doen breng dan veel olie aan onder het verband.

Ontsteking is een indicatie van de verbranding van afvalstoffen. Andere huiduitslag, zoals wratten, waar er geen tekens van ontsteking zijn, is het resultaat van vet-oplosbare afvalstoffen. Dus hier is het nog belangrijker om olie toe te voegen aan de huid zodat men de olie die het systeem momenteel mist aan te vullen.

De reden voor de chronische overproductie van afval is de onderliggende reden voor de huiduitslag. Om zo'n situatie te genezen moeten we veranderingen doorvoeren in de manier waarop we leven, veranderingen aan onze rotsvaste overtuigingen en aan onze houding naar het leven toe. We moeten kijken naar de spanningen die we tegenkomen in ons leven en stappen ondernemen om de opname van deze spanningen in ons systeem te verminderen.

Infecties

Een infectie is wat het allopatisch medische systeem omschrijft als een ontsteking waarbij men bacteriën kan identificeren (door hun manier van testen en onderzoeken). De methodes die hiervoor gebruikt worden zijn niet wetenschappelijk en hun conclusies overschrijden hun bevindingen. In het kort, niemand heeft al ooit een virus geïdentificeerd in welke ziekte dan ook. En niemand heeft ooit bewezen dat microben - virussen zijn geen levende entiteiten en kunnen niet aanzien worden als microben zoals bacteriën - enige ziekte veroorzaken waarvan de medische wereld beweert dat ze het wel doen. De symptomen van een infectie zijn precies hetzelfde als die van een ontsteking: zwelling, roodheid, warmte en pijn.

- Behandel infecties zoals je ontstekingen behandelt.

Insectenbeten

Kleine, rode, lichtjes gezwollen puntjes op de huid, mogelijk met een verhoogde kern, worden meestal beschouwd als insectenbeten. Deze worden veralgemeend als muggenbeten, maar ze kunnen van allerlei soorten insecten afkomstig zijn, zoals mieren, spinnen, wespen en zo verder. In essentie maakt het geen verschil welk insect het veroorzaakt heeft, of zelfs of het wel een insect was. Deze puntjes zijn kleine ontstekingsplekjes op de huid en hun voornaamste irritatie is het feit dat ze nogal kunnen jeuken. Een jeukend gevoel is een boodschap van de zenuwuiteinden waarbij deze vibreren op een hoger niveau dan normaal. Dit is het directe resultaat van de ontsteking, wat een opwarmingsproces is dat in gang gezet wordt door het lichaam om afvalstoffen te verwijderen. Het is een onderdeel van het genezingsproces, een zuiveringsproces. Om dit ontstekingsproces te verminderen, en daarmee ook het jeuken, moet je de zenuwuiteinden doen stoppen met zo snel te vibreren.

- Zet druk op de plaats.
- Leg koude kompressen op de plaats om de irritatie te verminderen, warmte om de uitscheiding aan te wakkeren.
- Elke crème, lotion, of middeltje met koelende kwaliteiten (zoals aloë vera, kamillezalf en kokosnootolie) zullen helpen bij de irritatie.

Om het ontstekingsproces aan te moedigen, waarbij we het zuiveringsproces versnellen, moet je warmte toevoegen op de plek. Hou er rekening mee dat dit het jeuken kan verergeren omdat de ontsteking dan toeneemt.

Wat in het algemeen aanzien wordt als een insectenbeet is dat vaker niet dan wel. Dit zijn kleine huiduitbarstingen, in gang gezet van binnenuit en gericht op het verwijderen van kleine, lokale ophopingen van afvalstoffen. Dit kan, op zijn beurt, een meer algemene reactie van binnenin prikkelen omdat het systeem er zo aan herinnerd wordt dat er een ophoping van afval is. Een individu die gestoken wordt door een insect, een kwade wesp bijvoorbeeld, en die geen opgehoopt afval heeft zal geen ontstekingsreactie in die streek vertonen, of enkel een zeer minimale.

Kneuzingen

Een kneuzing is een bloeding binnenin de weefsels. Dit gebeurt wanneer de bloedvaten beschadigd worden door trauma, een klap op de weefsels, of door een overdruk in de weefsels, hetgeen het spontaan barsten van een bloedvat tot gevolg kan hebben. Hoe dan ook, als het bloedvat gebroken is, zal er bloed in de weefsels lekken. Bloed zal zich verzamelen binnen de weefsels en hoe groter deze bloeduitstorting wordt, hoe meer druk het zet op de omliggende weefsels, waardoor deze druk op zich verdere schade kan aanrichten in deze weefsels. De eerste prioriteit bij een acute bloeding is om het lek in het bloedvat, het bloeden, zo snel mogelijk te stoppen. Er zijn twee manieren waarop je dit kan doen.

- Druk zetten op de plaats van de kwetsuur.
- Leg er ijs op.

Na in eerste instantie druk uit te oefenen op de plek is het een goed idee om vervolgens een ijszakje strak aan te brengen op de plek. Of doe beide.

- Gebruik een ijszakje en wikkel er een strak drukverband omheen.

Eens de eerste fase, het bloeden, voorbij is – dit kan tot 24u duren - moeten we gaan denken aan de heropname van de bloedverzameling. Het lichaam zal beginnen de bloeduitstorting af te breken, om de elementen terug te absorberen en ze te recycleren. Om dit proces te laten plaatsvinden zal het lichaam zoveel bloed als het kan naar de gekwetste plaats sturen. Omdat alle voedingsstoffen en cellen, die nodig zijn om dit werk te verrichten, zullen aangebracht worden via de circulatie zal er een ontstekingsproces van start gaan. Om dit proces te stimuleren moeten de bloedvaten zich zover mogelijk kunnen uitzetten. Warmte aanbrengen zal helpen om de bloedvaten open te stellen, hetgeen de tijd dat de weefsels onder druk worden gezet door de bloeduitstorting zal verkorten.

- In de herstellingsfase leg je warmte op de reeds bestaande kneuzing.

Alles wat het natuurlijk stollingsmechanisme van het bloed verstoort zal resulteren in een langer durende inwendige bloeding. Dit betekent dat er meer energie nodig zal zijn om de verkregen kneuzing te doen re-absorberen, maar het wil ook zeggen dat de druk die wordt uitgeoefend op de omliggende weefsels veel groter zal zijn, wat mogelijk meer schade teweegbrengt. Antistollingsmedicatie, algemeen benoemd als bloedverdunners, zijn een serieuze oorzaak van grootschalige kneuzingen en gevaarlijke inwendige bloedingen in verschillende organen, waaronder vitale organen zoals het hart en de hersenen.

Menstruatieproblemen

Menstruatie is een goed geregelde cyclus die situaties van onevenwicht zeer snel zal aantonen. Het kan gezien worden als een vroeg waarschuwingssysteem, zeker als het aankomt op de structuur van het bekken. Overdruk kan de delicate, evenwichtige, functie van dit systeem serieus uit evenwicht brengen. Het is een heel belangrijke cyclus omdat deze deel uitmaakt van het vrouwelijke zuiveringssysteem om afvalstoffen te verwijderen uit de bekkenstreek. Wanneer dit verstoord raakt kan een ophoping van afval serieuze gevolgen hebben op een relatief korte periode. Onderdruk binnenin het bekken kan resulteren in een brede variëteit aan symptomen die afhangen van welk type weefsel het meest onder druk komt te staan. Bijvoorbeeld, bloedvaten die onder hoge druk komen te staan kunnen resulteren in hevige bloedingen en meer frequente en verlengde bloedingen. Spieren die onder hoge druk komen te staan kunnen resulteren in pijnlijke krampen. Klieren die onder hoge druk komen te staan kunnen resulteren in onvruchtbaarheid. De meest voorkomende oorzaak van menstruatieproblemen is aanhoudende overdruk binnenin het bekken. Dit is een belangrijke situatie om je bewust van te zijn omdat het bekken de fysieke basis vormt waarop je leven als een 'evenwichtig' lid van de mensheid gebouwd is. Wanneer er hoge druk vereist is om je rechtop te houden, om je leven op zijn poten te zetten te midden van de druk van de buitenwereld, moet je je leven eens gaan bestuderen en wat er van je gevraagd wordt, zoals dat door jezelf gezien en ervaren wordt. Je moet je leven weer in lijn krijgen met je diepste noden, weg van opgelegde geloofsovertuigingen die je van buitenaf hebt overgenomen.

- Leg warmte op de buik om buikkrampen te verlichten.

- Rust. Ga liggen en adem langzaam en diep; duw je uitademing diep naar het bekken.

- Masseer de lage buikstreek met druk, zo nodig verschillende keren per dag

- Je moet 'losser worden', op een fysiek niveau, veel bekkenbewegingen, waaronder van links naar rechts draaien en je bekken kantelen. Nog belangrijker, op een mentaal niveau, afstand nemen van aangeleerde geloofsovertuigingen, beoordelingen, en jezelf openstellen voor andere en uitdagende ideeën over het leven.

Neusbloedingen

Spontane neusbloedingen komen voor als resultaat van hoge druk in de neus, in de oog- en oorstreek. Het bloeden vermindert wat van die druk en beschermt tegen mogelijke schade binnenin de diepere weefsels. Maar als deze neusbloedingen zich regelmatig voordoen is er een probleem met constante overdruk. Dit moet bekeken worden vanuit het holistisch standpunt. Zelfmanagement van de onmiddellijke druk kan gedaan worden door veel tijd te nemen, iedere dag, om druk te zetten aan de bovenkant van de nek, onder de rand van de schedel, en achter en rond de oren.

Om de onmiddellijke bloeding te behandelen, doen we het volgende:

• Houd je hoofd naar voren, zodat het bloed vrij weg kan stromen, liever dan dat het achter in de keel verzameld wordt.

- Knijp de neus tussen je duim en wijsvinger en hou deze druk gedurende lange tijd vol om het bloeden te doen stoppen.

- Als het lijkt dat je de bloeding niet kan stoppen, snuit de neus en begin de procedure opnieuw.

Om het onderliggend probleem aan te pakken, dat zorgt voor terugkerende neusbloedingen moet men gaan kijken naar wat zoveel druk in het leven veroorzaakt en dan die specifieke dingen aanpakken. Omdat het teken van over-druk zich afspeelt in de streek van het hoofd kan *'teveel in je hoofd zitten'*, teveel nadenken en redeneren, een onderdeel van het probleem zijn. Een 'denk'-persoon zijn trekt veel energie naar dat deel van het lichaam toe.

Neus-, keel, en oorinfecties

Alle infecties kunnen herkend worden aan symptomen zoals zwelling, roodheid, hitte en pijn. Aan de bovenkant van het ademhalingsstelsel kan zich dat uiten in verstopping (veel slijm). Hoesten, koorts en/of een brandend of kriebelend gevoel in de keel. Deze symptomen zijn exact hetzelfde als de symptomen van een ontsteking. In feite is het zo dat de medische wereld spreekt van een infectie wanneer ze een aanwezige ziekteverwekker kunnen (of denken te kunnen) identificeren binnenin de verziekte weefsels. Wanneer ze zo een bacterie, of andere zogezegde ziekteverwekker, niet kunnen identificeren noemen ze datzelfde proces een ontsteking. Er kan veel slijm of etter geproduceerd worden, wat achteraan de keel en mond kan worden uitgespuugd of doorgeslikt. De neus regelmatig snuiten is een goede manier om de doorgangen vrij te houden. Maar soortgelijke zwelling en slijmproductie kan ook vreselijke pijn in het oor met zich meebrengen. Het oor wordt afgesloten van de buitenwereld door het trommelvlies dat ondoordringbaar is voor water of slijm. De rest van het oor wordt omringd door het botweefsel van de schedel. Elke verhoging van druk in deze regio zal resulteren in extra druk op de zenuwuiteinden binnenin het oor, wat voor veel pijn zorgt.

- Bij een serieuze oorinfectie, zou je een ijszakje tegen de zijkant van je hoofd moeten houden. Het is ook een goed idee om te masseren, druk te zetten, op de weefsels rondom de gehooruitgang om op die manier de bloedtoevoer naar die regio te bevorderen, waardoor de druk op de zenuwuiteinden zal verminderen en dus ook de gevoeligheid. Dit zal de functie van de weefsels ondersteunen, wat onder andere voornamelijk het opruimen van slijm en etter zal bevorderen.

- Als je een branderig gevoel in de keel hebt dan kan je best ijskoude dranken drinken of op een ijsblokje zuigen of een ijsje consumeren. Als je geen branderig gevoel in je keel hebt, dan worden de symptomen waarschijnlijk veroorzaakt door een verzameling slijm, een zwelling. (zie ademhalingsproblemen/verstopping).

- Voor de neus te ontzwellen kan je zoutwater in de neus spuiten, hetgeen zal helpen om het slijm op te lossen. Je kan ook enkele keren per dag je mond spoelen met olie. (olijf, amandel, walnoot, sesam) en dan uitspugen.

Nier- en Blaasinfecties

Een infectie vertoont precies dezelfde symptomen als een ontsteking en wordt er enkel van onderscheiden door de medische wereld wanneer zij 'een ziekteverwekker' in een staaltje van weefsel of vloeistof ontdekken. Vandaar dat hun definitie volledig gebaseerd is een testresultaat en deze testen veranderen natuurlijk voortdurend in formaat, in gevoeligheid en in betekenis. Het volstaat om te weten dat er wetenschappelijk nog nooit aangetoond is dat een zogenaamde ziekteverwekker verantwoordelijk is voor gelijk welke ziekte ook.

Een brandend gevoel bij het plassen en een dringende nood om te plassen zijn symptomen van een blaasontsteking. Deze ontsteking is een waardige poging van het lichaam om de afvalstoffen die zich opgehoopt hebben uit het lichaam te verwijderen. Vandaar dat de temperatuur de hoogte in gaat en dat de spanning in de relevante spieren ook stijgt. Hoe meer water er beschikbaar is hoe lager de concentratie van de afvalproducten en hoe minder irriterend ze zijn. Hoe sneller het afval verwijderd wordt uit het lichaam hoe beter voor het lichaam en het is om dit te bereiken dat de spieren sneller en met meer drang gaan reageren.

- Drink meer water. Je doet er goed aan om er iets aan toe te voegen, en of dit nu vers citroensap is of wat kruiden (kruidenthee) doet er eigenlijk weinig toe. Dwing jezelf niet om meer te drinken dan het lichaam vraagt want dat kan op zichzelf ook weer een belasting gaan vormen voor het uitscheidingssysteem.
- Plaats een warmwaterkruik op de buik.
- Het is best om een paar dagen te vasten.

Afvalproducten kunnen zich ook opstapelen in de water-filter zelf, in de nieren. Naast de formatie van nierstenen is deze opstapeling ook verantwoordelijk voor nierinfecties.

Deze kunnen met veel pijn gepaard gaan. Maar toch zijn we genoodzaakt om er hier op te wijzen dat de meest voorkomende hoge lendenpijn niet veroorzaakt wordt door de nieren maar eerder het gevolg is van druk op een zenuw die zijn oorsprong vindt in de lage thoracale regio. Het is ook onmogelijk om de nieren 'te voelen' doorheen de rugspieren. De nieren liggen diep in de buik aan de voorkant van het lichaam.

- Drink meer water. (zie hierboven)
- Plaats een warmwaterkruik op de buik en in de rug.
- Vast voor drie tot vijf dagen.

Ontsteking

Een ontstekingsproces is goed gedefinieerd binnen het medisch systeem. Het heeft vier symptomen die *allemaal* aanwezig moeten zijn om het gegeven als een ontsteking te mogen benoemen. Deze zijn pijn, roodheid, zwelling en hitte. Deze symptomen kunnen zowel lokaal als algemeen optreden. Ontsteking gebeurt spontaan. Het komt van binnenuit en wordt in gang gezet door het lichaam, door de natuur. Hierdoor mogen we ervan uit gaan dat het ontstekingsproces een essentieel hulpmiddel is dat de natuur gebruikt in het kader van gezond blijven. Het voorstellen als een probleem, of erger nog, als de oorzaak van een probleem, geeft de natuur niet de waardering die zij verdient. Deze houding negeert het feit dat de levende wereld al 3,8 miljard jaar bestaat en de mensheid heeft beslist om ontstekingen de schuld te geven van het veroorzaken van gezondheidsproblemen, in ongeveer de laatste 100 jaar. De mensheid en alle andere levende organismen hebben goed hun plan getrokken zonder dat recente 'inzicht'. Dan komt het erop neer dat het een kwestie is van begrijpen wat een ontsteking is en waarom de natuur dit reactiepatroon gebruikt onder goed gedefinieerde, specifieke omstandigheden. Als we kijken naar de vier symptomen kan het je opvallen dat het opdrijven van de temperatuur van de weefsels het sleutelelement is. Het effect van een toename in temperatuur van de weefsels is dat ze lichter worden, minder compact, minder dicht en minder gespannen. Dus ze zwellen op door de bloedvaten open te zetten (roodheid), waarbij ze meer druk zetten op de omliggende streek, wat voor pijn kan zorgen wanneer de zenuwuiteinden onder druk komen te staan. Maar, verlies het feit niet uit het oog dat het systeem dit zelf doet. Dus de vraag is 'waarom? Ontsteking maakt de weefsels losser zodat er meer ruimte ontstaat voor de doorstroming van energie (water, bloed, zenuwimpulsen) naar die weefsels. Deze extra energie, deze extra voedingsstoffen, zullen de functie van de cellen stimuleren, waardoor ze hun werk beter kunnen uitvoeren. Dus is de ontsteking een proces dat ervoor zorgt dat de weefsels efficiënter dan voorheen hun functie kunnen uitvoeren. Het helpt de weefsels beter te worden en om terug normaal te gaan functioneren. De temperatuur opdrijven kan gezien worden als het aansteken van een vuur, wat zal helpen om ongewenst materiaal 'weg te branden'. Elk ongewenst materiaal kan men afval noemen. Dus een andere manier om over een ontstekingsproces te denken is als een vuurhaard die afvalproducten binnenin de weefsels verbrandt. We hebben nu de keuze om dit vuur te bestrijden of om er olie op te gooien. We verminderen de ontsteking door koude kompressen op de plaats te leggen of, in het geval van algemene ontsteking, door het lichaam af te koelen, vanbinnen en vanbuiten. We stimuleren de ontsteking door hitte toe te voegen aan het lichaam, ofwel algemeen ofwel plaatselijk, waarbij we het lichaam aanmoedigen om het genezingsproces sneller en efficiënter te voltooien. We moeten ons bewust zijn van deze twee methoden om tussenbeide te komen in het natuurlijk proces, zodat we een bewuste keuze kunnen maken in functie van de specifieke situatie waarin we ons bevinden. Uiteindelijk zal het systeem een manier en een moment vinden om het ongewenst materiaal op te ruimen, zelfs wanneer je de acute ontsteking onderdrukt. Desondanks is het verstandig om te beseffen dat dit is wat je aan het doen bent, hetgeen betekent dat je op een later tijdstip je systeem zal moeten ondersteunen om een grote schoonmaak te houden. Dit kan bereikt worden door een periode van vasten in te lassen, waarbij je gedurende deze periode ook veel warmte gaat toevoegen aan het systeem en verschillende massagesessies kan uitvoeren op de aangetaste delen. Een ontsteking gebeurt spontaan en als een natuurlijke reactie op een bedreigende situatie. Eens die situatie zich heeft opgelost zal het ontstekingsproces ook spontaan ophouden. Het is niet de bedoeling van het proces om schade aan te richten, maar het is gericht op het brengen van genezing in een vroeg stadium van een onevenwicht in de gezondheid. Dit gaat over jij die uit evenwicht bent, over jij die ziek aan het worden bent. Men kan het genezingsproces ondersteunen door de ontsteking, die het systeem zelf begonnen is, aan te moedigen en te stimuleren, niet door ontstekingsremmende medicatie te nemen.

Paniekaanvallen

Een paniekaanval komt voor wanneer het centraal zenuwstelsel van een persoon niet langer in staat is om op een kalme manier de echte situatie in te schatten. De geest concentreert zich dan op/het gevoel van volledig machteloos en hulpeloos te zijn. De initiële prikkel voor de paniek is, in die fase, van geen enkel belang meer. Het grootste probleem is het gevoel van machteloosheid en hulpeloosheid. In zulke omstandigheden raakt het systeem oververhit en verliest het de controle. De gedachte verplaatsen uit deze fixatie is de grootste prioriteit. Wanneer de persoon nog reageert op instructies kan je de persoon vragen om de aandacht te heroriënteren.

- Gebruik een ijszakje en plaats dit op het hoofd. Het is nog beter om twee ijszakken te nemen, één op het voorhoofd en één in de nek.

- Moedig de persoon aan om langzaam en diep te ademen. Om te beginnen, vraag je hem om zo diep mogelijk uit te ademen, dan zeer langzaam weer in te ademen.

- Als de persoon helemaal buiten zinnen is, kiep dan een emmer koud water over de persoon om hem/haar te doen schrikken. Dit zal een heroriëntatie veroorzaken. (ik weet het, het is niet netjes!)

Wanneer je jezelf naar paniek voelt glijden, moet jij je hier zelf 'uittrekken'. Het allerbelangrijkste om te doen is je concentreren op je ademhaling.

- Gebruik één of ander koud object om je gedachten te heroriënteren.

- Neem diepe langzame ademhalingen. Concentreer je in de eerste plaats op zo diep mogelijk uit te ademen. Hou je adem in en dan adem je langzaam, zo diep als je kan, weer in. Hou op het einde van de inhalatie opnieuw je adem even in op een comfortabele manier.

- Oefen met concentratieoefeningen die werken met de ademhaling. Men moet leren controle te nemen over het zenuwstelsel wanneer je de controle over het gebeuren dreigt te verliezen. Dit moet geleerd en geoefend worden in rustige omstandigheden zodat het systeem bekend kan worden met het proces van het verplaatsen van de aandacht van de geest op aanvraag.

Spataders

Dit is een chronische verwijding van de veneuze bloedvaten. De voornaamste plaats waar je dit kan waarnemen is in de benen. Er is een verslechtering van de situatie wanneer de persoon zich voor langere tijd in een rechtopstaande houding bevindt of, in algemene termen, wanneer de benen zich in een lager gelegen positie bevinden dan de heupen, zonder beweging. De benen verhogen tot boven het niveau van de heupen kan het probleem tijdelijk verlichten. Spataders worden veroorzaakt door constante overdruk in de bloedvaten, wat na verloop van tijd sporen van structurele schade begint na te laten. De aders zijn bloedvaten die het bloed terug doen stromen naar de longen en de aders in de benen zijn de weg om het zuurstofarm bloed terug naar de buikholte te doen stromen. De druk binnenin de aders van de benen verhoogt wanneer de stroom van het bloed vertraagt en door de zwaartekracht bundelt het bloed zich binnenin de aders. De vertraagde stroming wordt veroorzaakt door druk die uitgeoefend wordt op de bloedvaten en het engste gedeelte van deze bloedvaten bevindt zich rond de heupgewrichten. Extra spanning van samengetrokken spieren van de bekkenbodem, alsook van de heupgewrichten zelf, is verantwoordelijk voor het verder vertragen van de bloedstroom van de aders van de benen naar de buik. Dus, spataders hebben altijd te maken met diep gewortelde samentrekkingsproblemen van de bekkenbodem en de heupen.

- Adem diep in het lagere gedeelte van de buik, waarbij de uitademing zo diep mogelijk moet trachten te brengen.

- Breng beweging in de bekkenstreek door dansbewegingen te maken, draaiende en zwierende bewegingen, yoga of Tai Chi, achterover buigen, het bekken heen en weer kantelen.

- Ontspan de diepgewortelde spieren van het bekken en de bekkenbodem. Je kan hulp zoeken in osteopatische of chiropraktische methoden.

Permanente hoge spanning in de bekkenbodem en rond de heup relateren naar de basis waarop je leven gebouwd is. Het moet zeer aandachtig bekeken worden als je van de oorzaak van je spataders af wil komen.

Tandpijn

Er wordt algemeen aangenomen dat tandbederf, de vorming van gaatjes in de tanden, verantwoordelijk is voor de pijn en de ongepaste reactie op warm en koud. Dit kan aanzien worden als een misvatting. Pijn, zowel als veranderende sensaties, is een signaal van het zenuwstelsel. Altijd. Omdat het materiaal van de tand geen zenuwuiteinden bevat kan het deze sensaties dus ook niet veroorzaken. Dus, kleine gaatjes in deze structuur veroorzaken geen enkel ongemak want er zijn geen zenuwuiteinden die onder druk kunnen staan of geïrriteerd kunnen worden binnenin het materiaal dat de tand vormt. Wanneer we grote gaten in de tanden hebben, helemaal tot aan de zenuwuiteinden die aanwezig zijn in de wortels van de tand, is het zeer onwaarschijnlijk dat dit veel pijn of irritatie zal veroorzaken. Eer dit kan gebeuren moet er extra druk op de zenuwuiteinden worden gezet en aangezien dit nu niet langer een ingekapselde streek is - er bestaat een gat, een opening - kan elke zwelling of slijm ontsnappen door dit gat.

- Gaten in de tanden zijn niet de oorzaak van tandpijn. Vanuit een gezondheidsstandpunt hebben deze geen behandeling nodig.

Steevast worden bijna alle tandsensaties veroorzaakt door de zenuwuiteinden in het tandvlees, eerder dan de tand zelf, waar een zwelling zal irriteren en zorgen voor een veranderde sensatie. Dit is wanneer de zenuwuiteinden ter plekke worden geïrriteerd, veroorzaakt door een plaatselijke ontsteking.

- Tandpijn kan verlicht worden door de applicatie van koude (ijs).
- De gevoeligheid van het tandvlees ten opzichte van warm en koud, zowel als enig gevoel van pijn, kan

verminderd worden door het tandvlees verschillende keren per dag te masseren met wat olie.

- Het zou een goede routine zijn om de mond te spoelen, 's morgens en 's avonds, met een theelepel olie. We laten de olie circuleren in onze mond, gedurende ongeveer 5 minuten, en daarna uitspugen.

Elke zenuw kan echter overal op zijn pad naar zijn bestemming geïrriteerd of onder spanning komen te staan. Vanwaar de zenuw vertrekt vanuit de ruggengraat (binnenin de wervels) naar zijn eindbestemming kan een irritatie of een spanning een veranderd gevoel in de zenuwuiteinden veroorzaken. Zover het de zenuwen die naar het tandvlees en de tanden van de bovenste en onderste kaak lopen betreft reizen ze langs een zeer smalle en beperkte streek rond het kaakgewricht (waar de onderkaak vastzit aan de schedel, voor het oor). Je kan dit gewricht lokaliseren door een vinger in je gehooruitgang te steken en je mond open en dicht te doen. Het is op dit niveau dat de meeste irritatie zich voordoet die ons veranderde sensaties in onze mond opleveren.

- De spanning op de zenuw verlichten kan gedaan worden door druk uit te oefenen op het hoge drukgebied.

Masseer, met druk, de streek rond de gehooruitgang
zoveel als je kan.

- Je kan best ook langs de rand van de onderste kaak en
de jukbeenderen masseren, met druk.

Tandbederf is meestal een direct resultaat van de bouw van
de tand (constitutie) gevolgd door een hoge druk bestaan.
Je tanden poetsen gaat hier geen groot verschil in maken.
Men kan de zwakte van het gestel van de constructie niet
veranderen, maar men kan wel werken aan het verminderen van spanning in de kaken. Maar hou alsjeblieft in het
achterhoofd dat er zelfs dan al veel schade is toegebracht en
dat je tanden zullen blijven achteruit gaan, al zal het op een
langzamer tempo zijn.

Tics

Elke onvrijwillige, ongecontroleerde beweging kan
beschouwd worden als een tic, of het nu gaat om het aanraken van een specifiek deel van het lichaam of een spas-
tische beweging van een bepaald deel van het lichaam.
Deze komen meestal voor wanneer de persoon 'in rust' is.
Tics worden veroorzaakt door een irritatie van de zenuw
die deze bepaalde zone controleert. 'Irritatie' is niet de
juiste omschrijving want de zenuw wordt 'overenthousiast'

wanneer ze werkt onder constante hoge druk. Dit over-
enthousiasme zorgt ervoor dat een kleine impuls resulteert
in een directe fysieke handeling die niet ongedaan kan
gemaakt worden door instructies van de hersenen. Omdat
tics een lokaal fenomeen zijn moeten we gaan zoeken naar
extra spanning op de lokale zenuwvoorziening. Onvrijwillige bewegingen van de benen of voeten vinden hun bron
van spanning in de bekkenstreek, rond de heupen. Andere
kunnen gevonden worden ter hoogte van de schouders,
voor tics waarbij de armen of handen betrokken zijn, of
onder de schedelrand voor tics in het aangezicht. Vermin-
dering van de lokale spanning kan verkregen worden door
druk te zetten op de streek (waar het mogelijk is deze te
bereiken), door ijs te leggen op de streek en door te concentreren op langzame en diepe ademhaling. Leer langzaam uit te ademen en zo diep als je kan. Door zich bewust
te zijn van de aanwezige hoge spanning kan men leren
deze spanning te verminderen door een bewuste algemene
boodschap naar de hersenen te sturen 'om los te laten'.
Leren om op een diepe manier te ontspannen is een essentieel onderdeel van het herstel. Dit leren moet gebeuren
onder rustige omstandigheden en het vergt veel herhaling
om de bewuste controle over je bewegingen te herwinnen.

Vergiftiging

Accidentele vergiftiging is geen groot probleem in het alledaagse leven. De natuur gaat de hele tijd om met 'ontoepasselijk' materiaal. Of dit nu geïnhaleerd wordt of ingeslikt. Dit zal steevast vanzelf opgelost worden wanneer we ons lichaam voldoende tijd en ruimte geven om hier mee om te gaan. Dat betekent dat wanneer we ons bewust zijn van een vergiftiging van het lichaam, we moeten stoppen met energie te verbruiken op andere plaatsen en van de opruiming onze prioriteit moeten maken. Dit wordt gedaan door met alle activiteiten te stoppen. Rust, eet of drink niet meer, tenzij je er de drang toe voelt en dan best, om mee te beginnen, enkel simpele vloeistoffen. Laat braken en diarree toe, wanneer het zich voordoet, en laat dit gebeuren op een natuurlijke manier. Wanneer het vergif recent is ingeslikt, kan het een goed idee zijn om braken op te wekken. Dit kan gedaan worden door de achterkant van de keel te stimuleren om het kokhalzen uit te lokken of door het drinken van zout water. Na een tijd van vergiftiging is het een goed idee om een tijd van vasten in te lassen om het lichaam toe te laten zich te ontdoen van enige achtergebleven afvalstoffen en te herstellen naar zijn natuurlijk evenwicht.

Vermoeidheid

Een gebrek aan energie wordt enkel een probleem wanneer het chronisch is, met andere woorden, wanneer men niet herstelt van vermoeidheid. Vermoeid zijn nadat je veel energie verbruikt hebt is een natuurlijk herstelproces. Het systeem stuurt jou de boodschap dat het zou willen dat je nu even niet zo veel energie meer gaat verbranden. Verlengde periodes van vermoeidheid of niet herstellen van vermoeid zijn betekent dat er basislevenskracht te weinig is. Het systeem heeft twee dingen nodig om te herstellen: meer energie en een betere circulatie van deze energie. Het metabolisme van het leven draait op zuurstof, niet op voedsel. Zuurstof voorziet ons van gemakkelijke en zeer efficiënte energie. Dus een efficiëntere ademhaling tilt het energieniveau van het systeem omhoog. Energie circuleert beter wanneer er beweging is en vraag naar energie. Wanneer we chronisch vermoeid zijn, zijn we duidelijk niet in de mogelijkheid om fysiek zeer actief te zijn, om de energie beter door ons systeem te laten stromen. Maar je systeem niet aanzetten tot bewegen is nadelig voor je herstel. Dus zoeken we een evenwicht.

- Adem langzaam en diep. Zorg ervoor dat je lange pauzes laat tussen de in- en uitademing. Dit zal het vermoeide systeem meer tijd gunnen om zuurstof te absorberen in de longen.

- Adem langzaam en diep. Zorg ervoor dat je de buikspieren laat mee bewegen en dat je de ribbenkast zo hoog als je kan optrekt.

- Terwijl je beweegt, dingen doet, je bezig houdt, hou je de ademhaling goed in de gaten en corrigeert deze om langzamer en/of dieper te gaan wanneer nodig. Pas de snelheid en intensiteit van je handelingen aan aan je ademhaling.

- Onderzoek waarom je zoveel energie hebt verbruikt, of nog steeds verbruikt, om te leven. Pas je leven aan door het verwijderen van situaties waar jij je energie verspilt of door je houding naar zulke situaties te veranderen.

Verstikking

Verstikken is een acute kramp, die meestal voorkomt in het bovenste deel van de keel. Mensen associëren dit meestal met het niet correct doorslikken van iets: je blijft achter met het gevoel dat er iets vastzit in je keel. Men wordt aangemoedigd om te hoesten om datgene wat 'vastzit' te verplaatsen. In werkelijkheid moeten we proberen de spierkramp te elimineren, en er zijn twee manieren om dat te bereiken.

- Hoesten zorgt voor een ander stel spierbewegingen wat de verkrampte spier uit zijn gefixeerde positie kan halen.

- Zeer langzaam in- en uitademen kan de spierspanning doen verminderen en de keelspieren 'bevrijden.'

Het Heinrich manoeuvre toepassen voegt slechts een beperkte waarde toe bij het helpen van de persoon in nood. Ga achter de persoon staan en sla je armen om hem/haar heen zodat beide armen elkaar raken. Eén hand grijpt de andere pols en klemt de vuist samen. Duw de vuist stevig in de maagstreek van de persoon, onder de ribbenkast. Laat de persoon lichtjes naar voren leunen. Vraag hem om diep in te ademen en op de uitademing trek je snel en stevig je handen omhoog naar je toe. Daarbij duw je ze diep in de buikholte van de persoon. De bedoeling is dat je het middenrif krachtig stimuleert om samen te trekken, waarbij je meer lucht naar buiten duwt en zo de kramp in de keelstreek oplost.

Verstuikte gewrichten

Een typisch verrekt of verstuikt gewricht is een kwetsuur die plaats vindt tijdens het bewegen. Wanneer de bedoelde beweging te veel spanning op de ligamenten van het gewricht zet zullen deze 'uitgerekt' worden, overbelast worden, en zal je een signaal ontvangen om met deze beweging te stoppen, om dat gewricht even niet meer te gebruiken. Voorbeelden hiervan zijn verstuikte enkels en knieën, verstuikte pols en elleboog, een 'stijve' nek. Eigenlijk ben je op dat moment *te veel aan het doen*. De symptomen zijn onmiddellijke pijn, geleidelijke zwelling en mogelijke kneuzing. Op hetzelfde moment begint het genezingsproces. Als je deze boodschap erkent, en je beslist om dat gewricht voorlopig niet meer te gebruiken, heb je de boodschap zelf niet meer nodig. Dit betekent dat het nuttig is om de fysieke signalen van de boodschap tegen te gaan. De eerste handeling richting dat doel is om de zwelling en kneuzing te verminderen.

- Leg ijs op het gewricht.

- Verhoog het gekwetste gewricht. Bij een verhoging zou het gekwetste gewricht hoger moeten liggen dan het gewricht ervoor (i.e. pols hoger dan de elleboog; enkel hoger dan heup en knie).

Laat de gekwetste plaats 24 tot 36 uur toe om samen te trekken en te ontzwellen. Eens het onmiddellijke effect van de kwetsuur voorbij is begint de volgende fase in de herstelperiode. Het doel dan is om alle zwelling en kneuzing zo snel mogelijk weg te werken en de normale functie te herstellen. Iedere genezing heeft een goede doorstroming doorheen het gekwetst gebied nodig. Nu moeten we de circulatie zo goed mogelijk bevorderen.

- Tijdens de herstelperiode leg je warmte op het gewricht.

- In de genezingsfase probeer je lichte bewegingen van het gewricht te gebruiken, maar zonder gewicht op het gewricht te zetten en zonder enige beweging te forceren. Overstrek het gewricht niet **opnieuw,** maar beweeg het lichtjes.

Beweging van weefsels kan op twee manieren gebeuren. Actieve beweging is een beweging die je zelf uitvoert, waarbij je actief gebruik maakt van je spieren. Je beweegt je eigen gewrichten, waarbij je gebruik maakt van de samentrekkings- en ontspanningskracht van je spieren. Passieve beweging is wanneer iemand anders de weefsels, de gewrichten, voor jou beweegt.

- In de herstelperiode maak je eerst gebruik van passieve bewegingen op het gekwetste gewricht. Het gewricht zal in alle richtingen bewogen worden waarbij de handen het gewricht ondersteunen en doen bewegen. Je kan het gewricht ook masseren. De makkelijkste manier is om een simpele olie te gebruiken (kokosnootolie, olijfolie, amandelolie, sesamolie) wat voor een soepel contact zal zorgen en een makkelijke beweging van de oppervlakkige weefsels.

- Geleidelijk herstelt het gewricht, is minder gezwollen en minder pijnlijk, en dan kan je meer druk gaan gebruiken tijdens de massage. Je kan ook het bereik van passieve bewegingen vergroten en je kan beginnen met lichte, actieve bewegingen, zonder gewichten, waarbij je geleidelijk meer kracht gaat gebruiken in diverse richtingsbewegingen met gewichten.

- Masseer met een lotion of balsem met verwarmende kruiden zoals kamfer, gember, cayennepeper, kaneel, klaver, kurkuma, enz.

Wondverzorging

Een open wonde zal in de eerste plaats waarschijnlijk bloeden. Dit is een belangrijk proces in het uitzuiveren van mogelijk vuil en irriterend materiaal. Maar een acute bloeding die niet vanzelf ophoudt moet gestopt worden alvorens er enige genezing kan optreden. Er zijn twee verschillende manieren van bloeden, of meer precies, het bloeden kan van twee verschillende bronnen komen. De meest voorkomende bloeding is het lekken van aderlijk (veneus) bloed uit de open wonde bij een normale bloeddoorstroming. In sommige gevallen zien we echter bloed omhoog spuiten op een pulserende manier. In dit geval wordt het bloed uit de slagaders (arterieel) gepompt op regelmatige intervallen (op de hartslag). Slagaderbloedingen moeten onmiddellijk gestopt worden want deze bezorgen zuurstofrijk bloed aan de weefsels en dat willen we niet verliezen.

- Bij een bloedende wonde leg je directe druk op de wonde. Directe druk op de bloeding is belangrijker dan zuivere handen. Het is de directe druk die de bloeding zal stoppen.

- Bij een kleine en oppervlakkige bloeding kan je een ijszakje gebruiken, wanneer directe druk minder belangrijk is.

Eens de bloeding gestopt is kan de genezing beginnen.

- Om een open wonde goed te laten genezen zouden we deze zoveel mogelijk moeten blootstellen aan de open lucht. Gewoon stromend zuiver water over de wonde laten lopen is voldoende om vuildeeltjes weg te spoelen. De wonde likken, of je hond toelaten de wonde te likken, zal het genezingsproces sterk doen versnellen.

- Als er duidelijk waarneembare deeltjes in de wonde zitten kunnen we deze laten zitten, zeker als de wonde open gelaten wordt.

Wanneer de wonde niet afgedekt moet worden voor een langere periode, bijvoorbeeld tijdens de nacht, zou het goed zijn om de cellen goed te voeden zodat ze het genezingsproces verder kunnen zetten.

- De beste manier om de wonde te helpen genezen is door er veel honing op te smeren voor je er een verband om doet.

- Wanneer de wonde ontstoken is dan kan je kokosnootolie, goudsbloemzalf, of aloë vera gel gebruiken. Maar vergeet niet dat een wonde zal genezen door het ontstekingsproces. Dus wanneer de ontsteking zeer lokaal is rond de wonde is het ook perfect in orde om dit proces te blijven ondersteunen met honing.

Mensen, met inbegrip van dokters, geloven dat je bij een open wonde een tetanusinjectie nodig hebt. Dit is niet correct. De tetanusbacterie is een anaerobe bacterie wat betekent dat het enkel kan gedijen op een plaats waar geen zuurstof aanwezig is. Een wonde open laten aan de lucht voorkomt deze omstandigheid. De enige manier waarop tetanus zich kan ontwikkelen is als resultaat van een penetrerende wonde, die rottend of fecale materie aflevert in de diepere weefsels en waarbij de wonde vlak na het verwijderen van de staak zich afsluit. Dit wordt dan een ingesloten wonde, in plaats van een open wonde. Neem nota van het feit dat het rottend materiaal moet zijn dat in de diepere weefsels achtergelaten wordt en daar wordt afgesloten van de atmosfeer, geen rozendoorn of een verroeste nagel. Alsook, de manier waarop het individuele systeem reageert op de introductie van dit afvalmateriaal zal enkel resulteren in het typische ziektepatroon van tetanus wanneer het systeem niet de nodige kracht heeft om het zuiveringsproces uit te voeren.

HOOFDSTUK 2

PRAKTISCHE INFORMATIE

Eerste Hulp uitrusting

Hier zijn enkele nuttige suggesties voor simpele hulpmiddelen om voorradig te hebben.

- Watten
- Linnenverbanden om wondafdekkingen op hun plaats te houden (10cm-5cm)
- Linnenverbanden
- Elastische verbanden - verschillende maten - (15cm – 10cm – 5cm)
- Elastische plakband
- Wondpleisters

- Ijszakje
- Warmwaterkruik
- Ontsmettingsmiddel – zout water
- Pijnstillers – aspirine 300mg (volwassenen: tot 600mg 4x per dag – kleine kinderen: 150mg 3 of 4 x per dag)

Een Draagdoek

Om een schouder gedeeltelijk te immobiliseren kunnen we een draagdoek gebruiken om de elleboog, en daarmee ook de bovenarm, te laten rusten langs het lichaam. De draagdoek werkt ook als een geheugensteuntje om de persoon eraan te helpen herinneren die schouder niet te gebruiken. Om je eigen draagdoek te maken is het noodzakelijk dat de doek die je ervoor gaat gebruiken groot genoeg is om te reiken van de achterkant van de nek langs de voorkant van de borst naar beneden, rond de voorarm en weer omhoog langs de achterkant van de arm naar de tegenovergestelde kant van de nek, waar hij terug samenkomt met het andere stuk aan de achterkant van de nek. Hier bindt je de twee stukken samen.

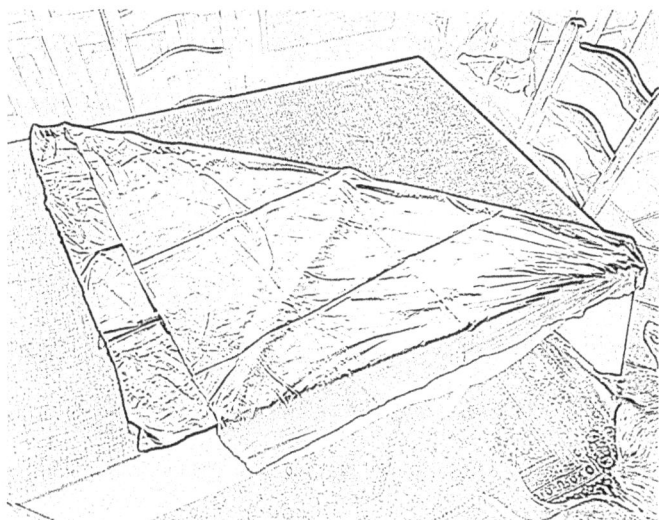

Wanneer je zeker bent dat je een doek hebt die groot genoeg is, vouw je hem in een driehoek. De lange basis van deze driehoek wordt gebruikt om de afstand af te leggen van de achterkant van de nek naar de voorarm en weer terug. Het derde punt zou zich ter hoogte van de elleboog moeten bevinden. Eerst plaats je de doek tussen de voorarm en het lichaam, beginnend bij de andere kant van de nek.

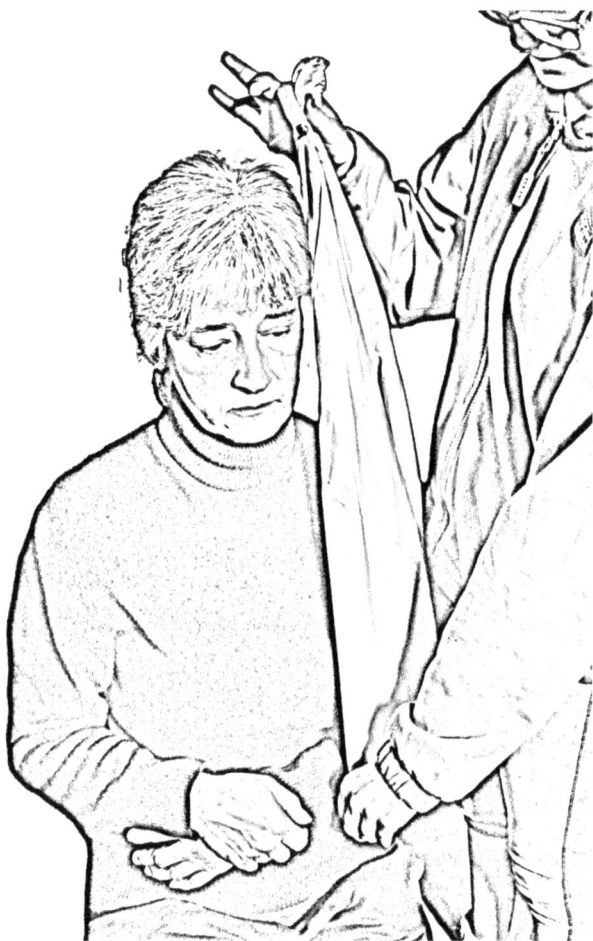

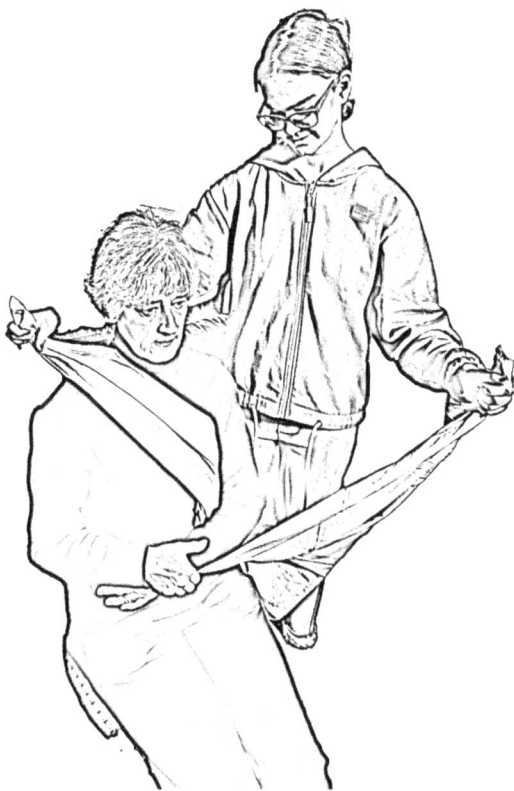

Dan breng je de doek weer omhoog naar de nek, langs de voorkant van de arm, en bind je de twee uiteinden aan elkaar met een dubbele knoop.

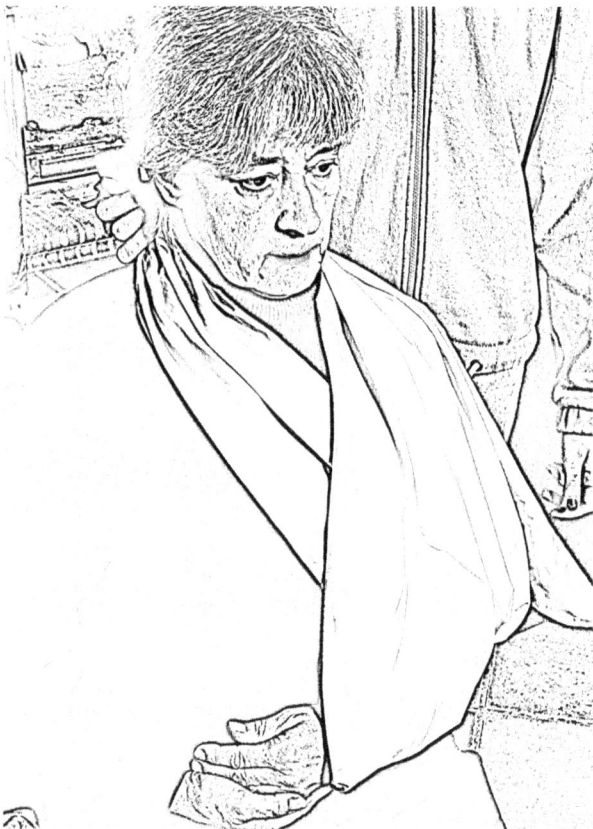

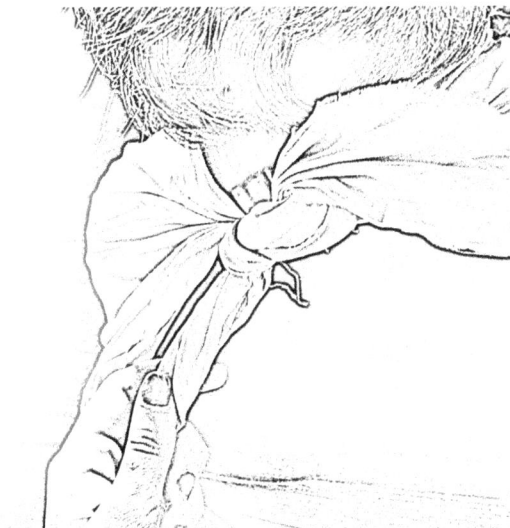

Zorg ervoor dat de knoop op een comfortabele plaats zit, ofwel achterin de nek of aan de zijkant. De doek die gebruikt wordt zou niet te dik mogen zijn want dit zal het moeilijk maken om hem te knopen. De punt van de doek die uitsteekt bij de elleboog wordt dan geplooid richting de opwaartse stukken, die komen van de nek en weer omhoog lopen naar de nek. Met een simpele veiligheidsspeld kan dit derde punt vastgemaakt worden aan de twee andere stukken om zo de achterkant van het ellebooggewricht te bedekken.

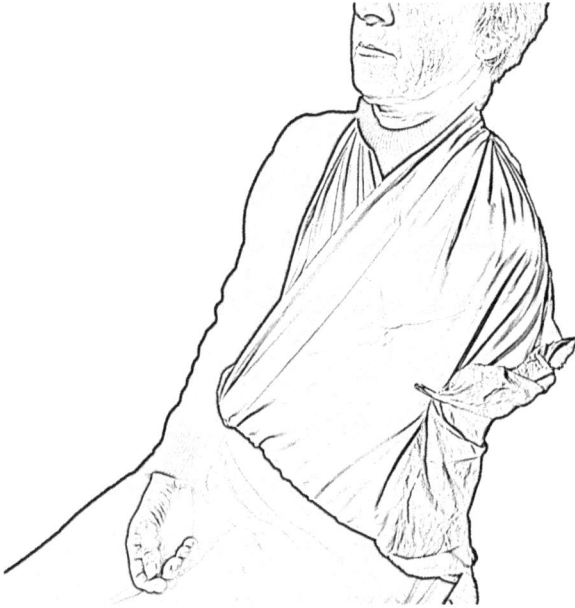

De gebruiker van deze draagdoek kan hem nu af doen door hem over zijn hoofd te trekken, waarbij de knoop en de veiligheidsspeld op zijn plaats blijven. Met een omgekeerde beweging kan hij deze dan zelf gemakkelijk weer aantrekken. Een ander soort draagdoek wordt gebruikt om rust voor de elleboog te voorzien door de pols te ondersteunen. Hier zal de elleboog niet ondersteund worden en zal de draagdoek enkel reiken van rond de nek tot rond de pols. De pols kan dan gemakkelijk uit dit soort draagdoek geschoven worden wanneer nodig.

Verband aanleggen

Het hoofddoel van een verband is om de beweging van een gewricht te beperken. Het kan ook gebruikt worden om kompressen op hun plaats te houden, zeker wanneer enige druk vereist is. Het verschil tussen gewoon een kompres op zijn plaats houden en extra druk op een wonde zetten is de strakheid waarmee het verband wordt aangebracht. In het algemeen hebben mensen de neiging verbanden niet strak genoeg aan te trekken omdat ze bang zijn de bloedtoevoer te verminderen. In de praktijk gebeurt dit bijna nooit omdat de voornaamste bloedtoevoer vanuit de diepere weefsels komt. Het gebeurt echter wel vaker met harde gipsverbanden. Dus zorg ervoor dat het verband strak wordt aangetrokken. Onthoud dat het toch geleidelijk aan losser wordt door het dragen ervan. Behalve voor het ter plaatse houden van een kompres is het altijd best om elastische verbanden te gebruiken. Gebruik een gepaste maat voor de plaats waar je het verband gaat aanleggen.

- 5cm, voor kleine gewrichten zoals de pols (gemiddeld persoon); om kompressen op hun plaats te houden.

- 10cm, voor medium gewrichten zoals ellebogen en enkels (gemiddeld persoon)
- 15cm, voor grotere gewrichten zoals knieën, voor verbanden rond de borstkas (pijnlijke ribben) of de buik.

Een verband op zijn plaats houden eens het is aangebracht wordt meestal gedaan door clips die bij het verband geleverd worden of je kan medische plakband gebruiken of een veiligheidsspeld. Wanneer je plakband op de huid wil plakken kan je best een papieren soort gebruiken of ademende siliconentape. Op het verband zelf kan je elke plakband gebruiken die je voorhanden hebt zolang deze goed plakt op het materiaal van het verband. Je begint het aanleggen van een verband anders op verschillende plaatsen afhankelijk van waar je het verband voor nodig hebt. Wanneer je extra druk wilt toevoegen aan een verband begin je op de plek van de wonde zelf en werk je een beetje omhoog, richting het hart. Kom dan terug naar beneden over de wonde, waarbij je het verband telkens een beetje meer naar onder wikkelt, en eindigt onder de wonde, weg van het hart. Wanneer je simpelweg een kompres op zijn plaats wilt houden dan is het best te beginnen boven het kompres en zo je weg naar onder te wikkelen, tot het kompres volledig omwikkeld is.

Bewegingsbeperking van gewrichten

Wanneer je de beweging van een gewricht wilt beperken begin je altijd met het aanleggen van het verband boven het gewricht, tussen het gewricht en de romp van het lichaam. Zorg ervoor dat je het verband gespannen en strak houdt terwijl je het aanbrengt. Anker het verband boven het gewricht met een paar omwentelingen. Van net boven het gewricht beweeg je het verband in verhouding tot de beperking die je wilt bereiken en het gewricht waar je een verband voor wilt aanbrengen.

Elleboog

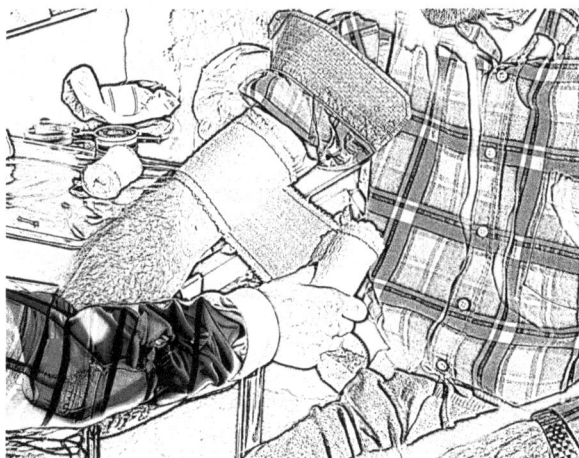

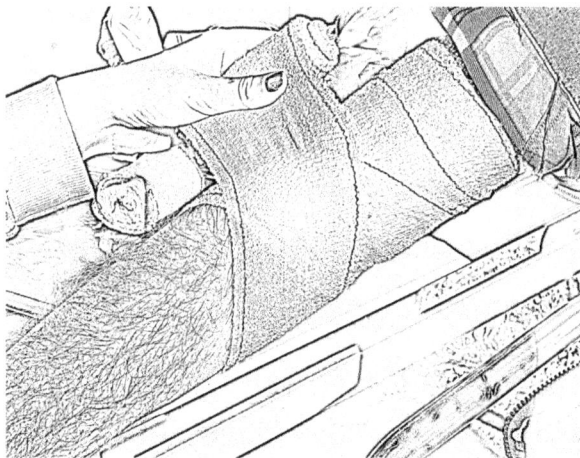

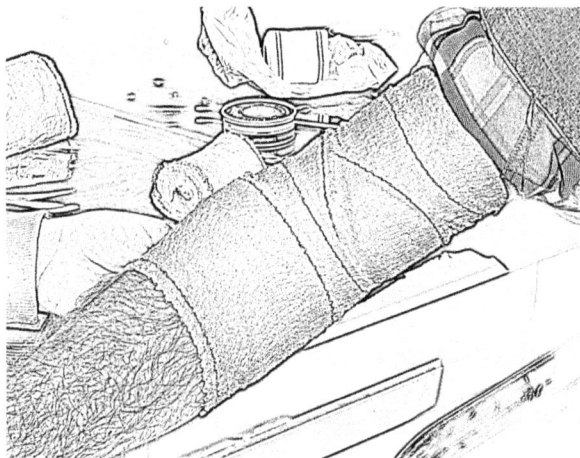

Anker het verband net boven de gekwetste elleboog. Dan
breng je het verband aan de buigkant van de elleboog naar
beneden tot onder het gewricht. Ga errond en kom weer
omhoog langs de buigkant tot boven het gewricht. Ga rond
en herhaal de op en neerbeweging twee of drie keer. Dit
word een figuur-8-verband genoemd, wat de beweging van
het gewricht serieus zal beperken. Eindig onder de elleboog
met enkele omwentelingen.

Pols

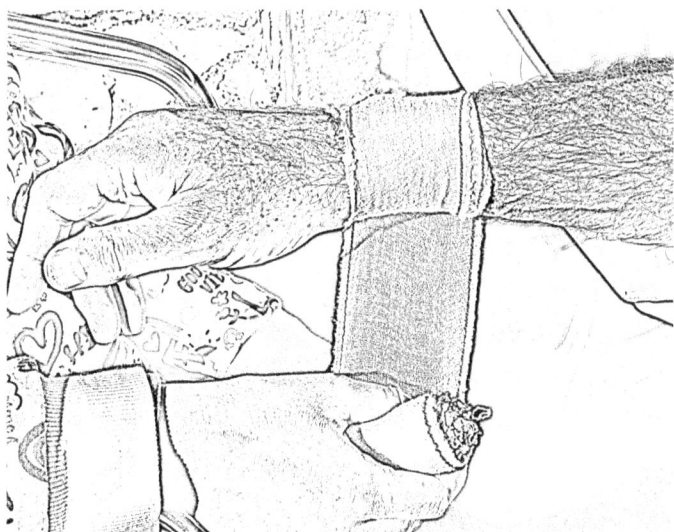

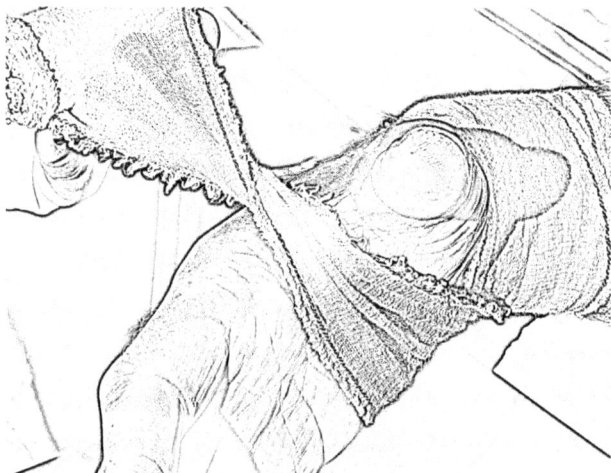

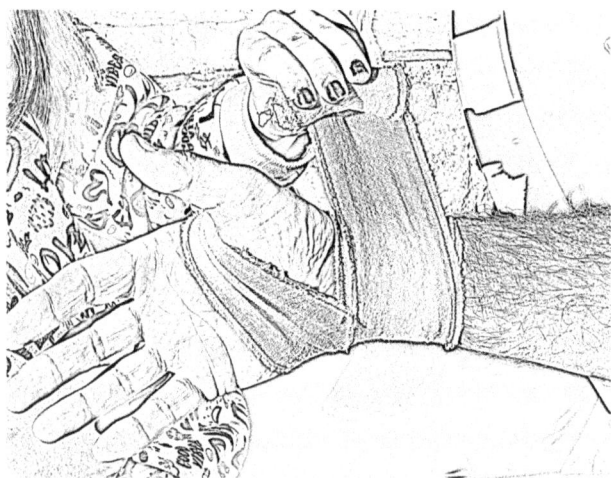

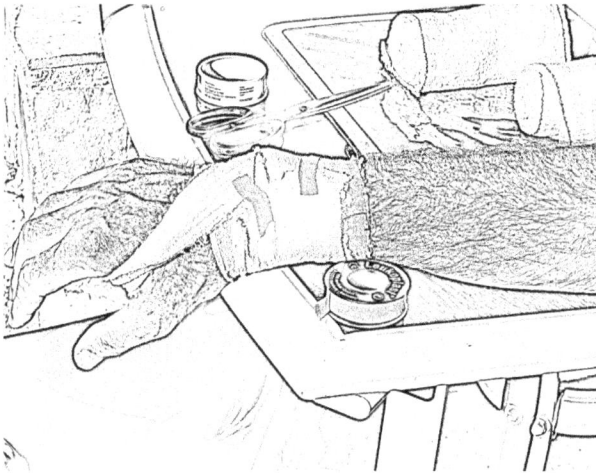

Anker het verband net boven de pols. Dan beweeg je het verband omlaag over de handpalm richting de basis van het duimgewricht en je draait het verband op zichzelf om en dan buig je het verband naar de achterkant van de hand. Dit zal een extra strakke ondersteuning aan de pols bieden. Aan de achterkant van de hand ga je naar beneden en weer rond de pols. Ga rond de pols en dan weer omhoog langs de handpalm, waarbij je het verband weer rond draait alvorens het rond het duimgewricht aan te brengen. Herhaal twee tot drie keer en eindig aan de pols.

Knie

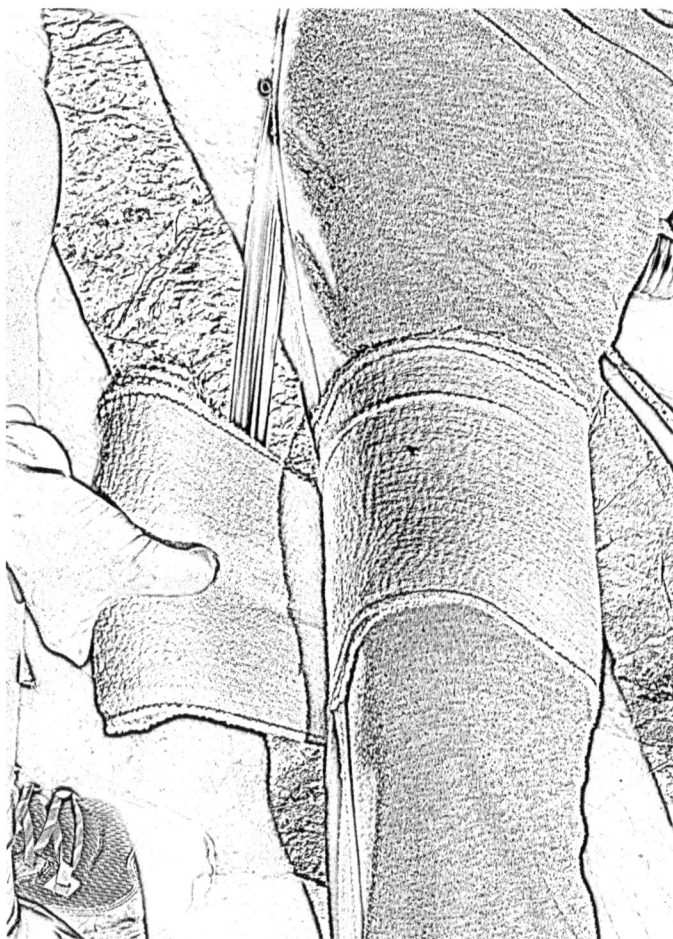

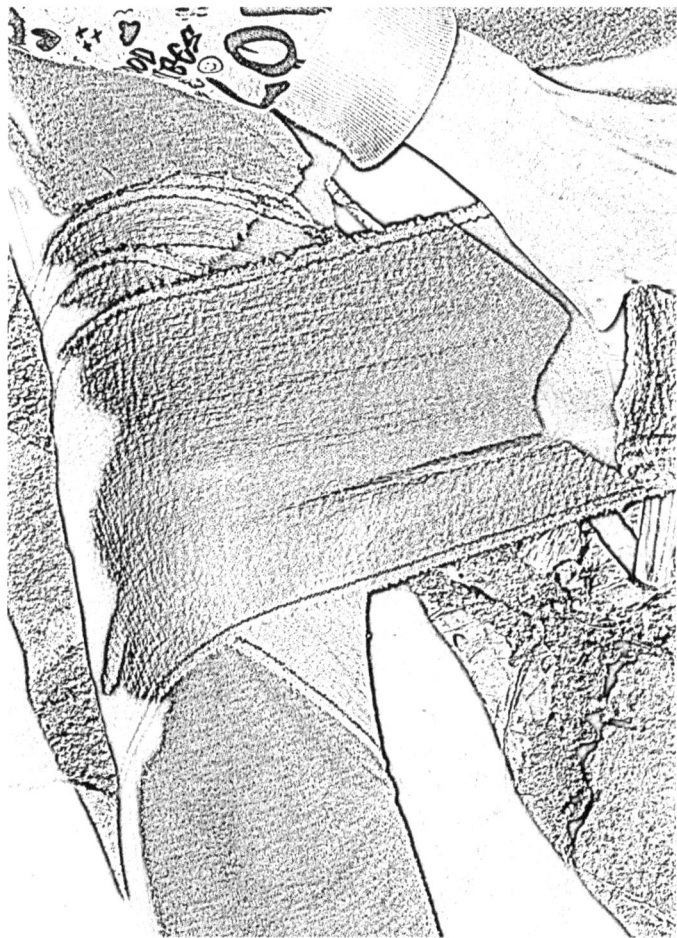

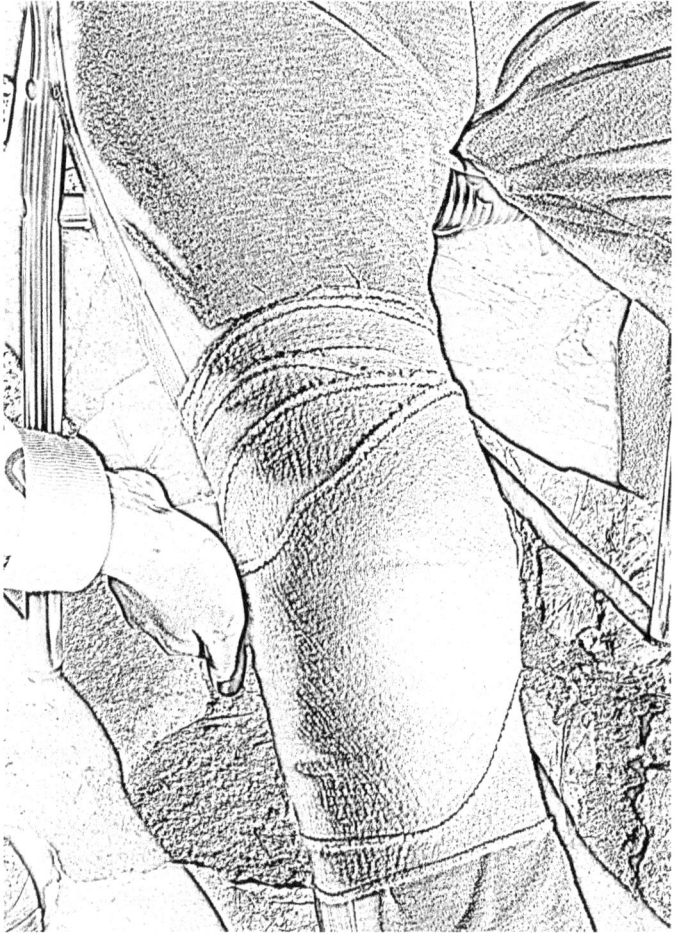

Anker het verband net boven de knie. Aan de voorkant van het gewricht beweeg je het verband naar beneden tot net onder het gewricht. Je kruist over naar de andere kant aan de achterkant van de knie, en komt weer omhoog tot boven het gewricht aan de voorkant. Ga er rond en herhaal twee tot drie keer, je eindigt met het verband vast te maken onder het kniegewricht. Verbanden kruiselings aanleggen aan de achterkant van de knie kan wat te omvangrijk en oncomfortabel zijn.

Enkel

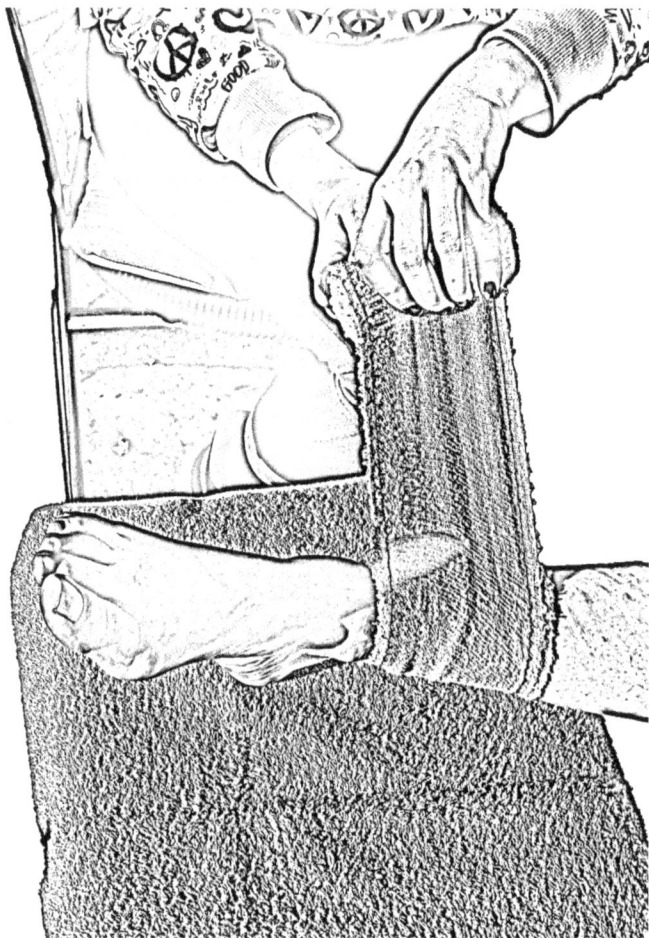

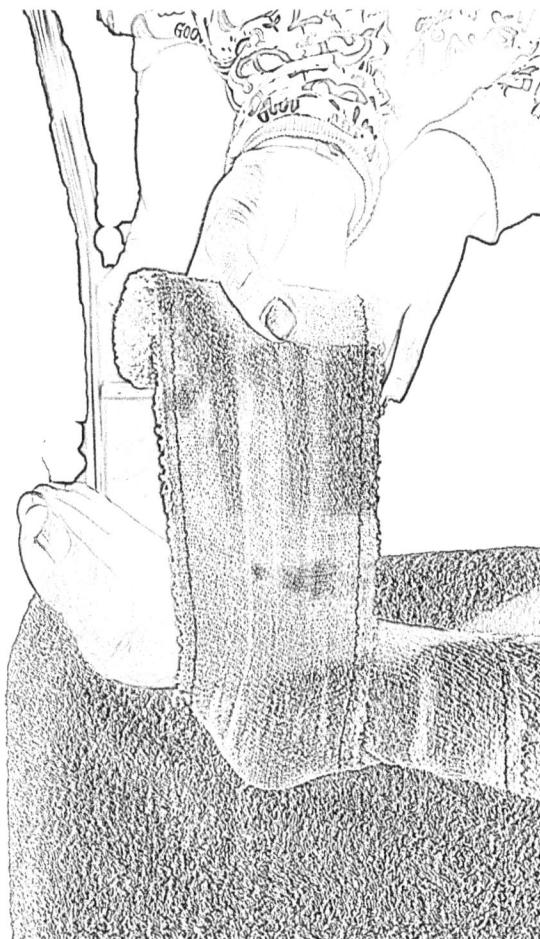

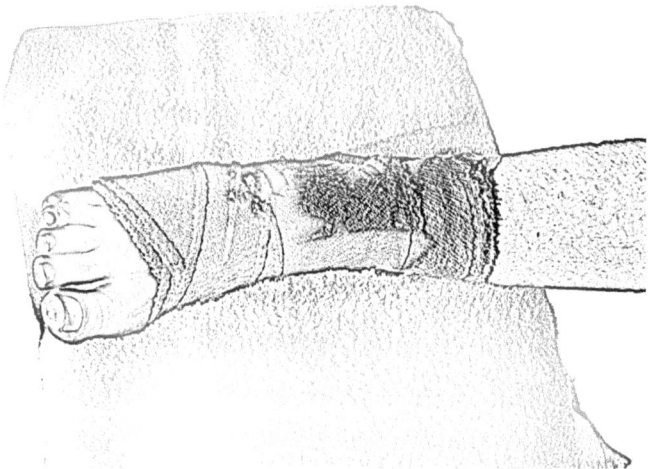

Anker het verband net boven het enkelgewricht. Aan de voorkant van het gewricht breng je het verband naar beneden, waarbij je naar de andere kant kruist naar de zool van de voet. Ga er rond en weer omhoog, waarbij je kruist naar de andere kant boven de enkel. Herhaal twee tot drie keer. Eindig de windel boven de enkel.

Cardiopulmonale Reanimatie

Er wordt veel aandacht besteed aan deze 'levensreddende' techniek in traditionele eerste hulp opleidingen. Er wordt beweerd dat je iemands leven kan redden door deze ingewikkelde instructies op te volgen die, ik kan het je verzekeren uit veel praktische ervaring, zelfs extreem moeilijk zijn om uit te voeren in een gecontroleerde ziekenhuisomgeving, laat staan op de plaats van een ongeval. Bij de extreme moeilijkheid om deze acties correct uit te voeren ter plekke van een noodgeval en onder de stress van een noodgeval blijkt dan ook nog eens dat de successratio zeer laag ligt. Mijn conclusie is dat het goed is voor de eerste-hulp-verleners omdat ze effectief iets kunnen doen, zodat ze zich niet machteloos zouden voelen. Als we kijken naar de plaats en tijd die besteed wordt aan reanimatie in het eerste hulp handboek ga ik er van uit dat het goed is voor de opleiders om zich minder nutteloos te voelen omdat ze hun kennis en kunde kunnen laten zien op trainingsapparatuur zoals poppen. Nu ik veel meer geleerd heb over hoe het leven echt functioneert en dan deze informatie in acht ben gaan nemen in relatie tot de anatomie van het lichaam zou ik je een compleet andere set van instructies willen meegeven wanneer je te maken zou hebben met een onbewust niet-ademend individu. Of je nog een hartslag kan voelen of niet is niet belangrijk, zeker als je je realiseert dat het niet voelen van een hartslag niet gelijk staat aan een hart dat opgehouden is met kloppen. Het kan simpelweg aan het samentrekken zijn op een andere manier en op de borst gaan pompen gaat het hart niet doen 'herstarten'. Als het hart weer op een normale manier zal gaan pompen dan zal het dit vanzelf doen wanneer de rest van de omstandigheden dit toelaten. Het is goed om te weten dat het geen verschil uitmaakt wat de medische wereld ook zegt dat de reden is van het plotse ineenstorten van een persoon. Je hoeft echt niet te weten of iemand een hartaanval, een beroerte, of iets anders aan het doormaken is. Het enige wat je moet nakijken is dat de plaats waar de persoon ligt veilig is voor jou om binnen te gaan. Bijvoorbeeld, controleer of er geen elektrische kabel onder hoogspanning in de buurt van of op de persoon ligt. Om die persoon echt te helpen moet je oplettend zijn en het natuurlijk proces waar de persoon doorheen aan het gaan is niet teveel verstoren. Het eerste wat je moet doen is niet in paniek geraken en informatie verzamelen, oplettend tewerk gaan. Volg duidelijke stappen om deze informatie te verkrijgen.

1. Bewustzijn – reageert de persoon op prikkels van buitenaf (stem, aanraking, pijnprikkels)? Reageert de persoon correct op specifieke vragen? Dit bevestigt dat er een volledig bewustzijn aanwezig is, een volledige verbinding met het hier en nu. Maar,

elk niveau van bewustzijn betekent echter dat de persoon in leven is en daarom ademt, zo niet, controleer je de volgende fase.

2. Ademhaling – kan je, met je hand of je kaak, lucht voelen bewegen vanuit de mond of neus van de persoon? Als je een spiegel of een stuk glas hebt kan je dat gebruiken zodat de uitademing op te vangen. Dit zal het glas doen beslaan als er een ademhaling is. Als er geen teken van ademhaling is moet je het volgende teken van leven controleren.

3. Hartslag – ik kan je verzekeren dat onder zulke omstandigheden het bijna onmogelijk is om te bepalen of het hart effectief nog klopt of niet. Ja, je kan op zoek gaan naar een hartslag aan de duimkant van het polsgewricht of in de zijkant van de nek. Als je zeker bent dat je er één gevonden hebt is het goed, maar als dat niet zo is betekent dat niets met betrekking tot het leven of dood van de persoon. De waarheid is dat het niet belangrijk is om de afwezigheid van een hartslag vast te stellen, omdat het kan zijn dat het hart aan het fladderen is, waarbij het nog steeds het bloed laat circuleren, ook al is dit niet even efficiënt.

Hoe te reageren op de verschillende graden van ernst zoals hierboven beschreven?

- Als de persoon bij bewustzijn is (en dus ademt) leg je hem in de herstelpositie.

- Als de persoon buiten bewustzijn is maar ademt leg je hem in de herstelpositie.

- Als de persoon niet ademt (en dus buiten bewustzijn is) moet je het natuurlijk systeem ondersteunen om zijn natuurlijke taak weer op te nemen, waarvan ademen er één is. Het enige dat je moet doen is het systeem van de onbewuste persoon een schok bezorgen zodat het actie onderneemt. Dit kan gedaan worden door de persoon op de borst te kloppen of de persoon in het gezicht te slaan of door de persoon hard te knijpen of door het lichaam te schudden (zorg ervoor dat er geen serieuze kwetsuren zijn aan het lichaam voor je dit doet)! Of de persoon terugkeert naar dit leven of niet is niet afhankelijk van zeer specifieke of complexe handelingen die iemand kan uitvoeren. Het enige dat je kan doen is de persoon terugroepen, maar of die terugkeert of niet hangt volledig af van de persoon die je voor je hebt. Dit kan gebeuren of je nu een hartslag hebt kunnen vinden of niet. Het is irrelevant ten opzichte van de ware uitkomst van de gebeurtenis.

Het hart heropstarten is onmogelijk te bereiken met de geringe kracht die iemand kan uitoefenen op de borstwand door middel van de reanimatietechnieken. Een defibrillator gebruiken, waarbij je een elektrische schok door de borst stuurt, stimuleert de spieren op een andere en meer doortastende manier, wat een grotere impact zou kunnen hebben. Echter, zelfs de 'zou kunnen' in de vorige zin mag je niet verleiden om met een defibrillator op je rug te gaan rondlopen, *voor het geval* dat. Het leven draait meer om de keuzes die ieder individu maakt (zeker onbewuste keuzes!) dan dat het draait om weefsels te forceren om functioneel te blijven. Het is niet jouw taak om 'levens te redden', zelfs als dat mogelijk zou zijn in de natuur. Het is niemands taak om levens te redden, tenminste geen ander leven dan dat van jezelf. Als je wilt, als je je er goed bij voelt, kan je leven 'terug uitnodigen' dat aan zijn aftocht begonnen is. Geef de andere persoon een reden om terug te komen maar op hetzelfde moment moet je hem de vrijheid laten om die uitnodiging te aanvaarden of niet. Je leven leiden op de natuurlijke manier wil ook zeggen dat je de dood aanvaardt als een onderdeel van een natuurlijke manier van leven. Dan gaat het meer over de boodschappen die we uitsturen en over de vrijheid om te reageren op welke manier we ook kiezen.

Herstelpositie

Voordat we een onbewust persoon aanraken en verplaatsen is het noodzakelijk dat je de nabije omgeving van die persoon controleert op levensbedreigende gevaren. Enkel wanneer je bevestigd hebt dat de omgeving veilig voor je is om te betreden kan je de onbewuste persoon benaderen.

Een bewusteloos persoon die normaal ademt of een bewust persoon die zich zwak voelt, die niet kan opstaan en op de grond moet blijven om te rusten, zal in de herstelpositie gelegd moeten worden. Dit is een houding die zorgt voor vrije luchtwegen, zelfs in het geval van braken of overvloedig slijm. Je moet er zeker van zijn dat er geen contra-indicatie is om het lichaam van de persoon te manipuleren, zoals een serieuze nekkwetsuur of duidelijke gebroken botten.

Ga op je knieën zitten aan één zijde van het uitgestrekte lichaam van de persoon.

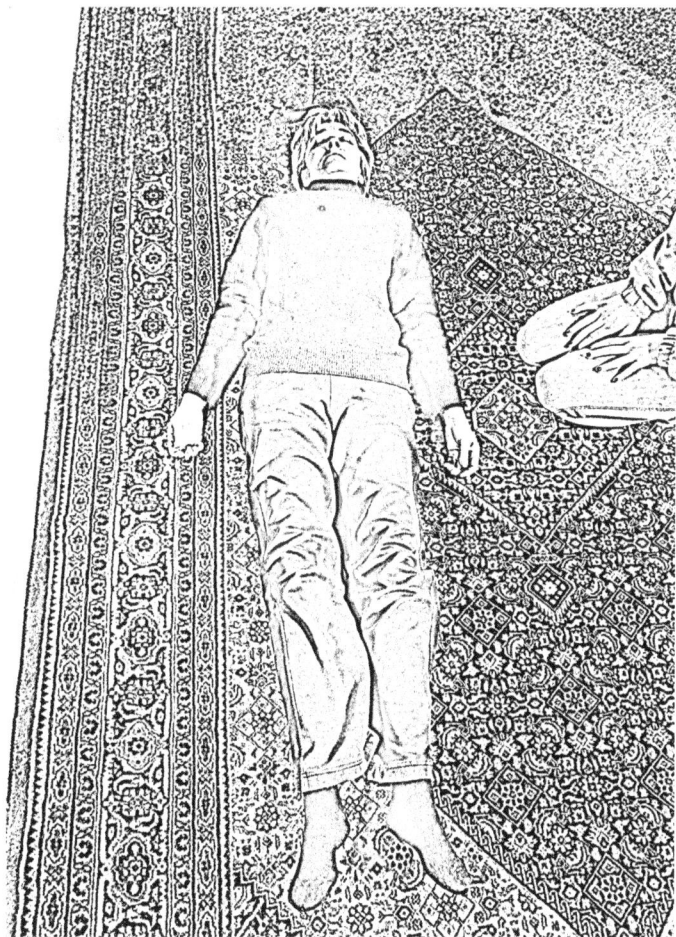

Leg de arm aan jouw zijde langs de zijkant van het lichaam en leg de tegenovergestelde hand op de schouder van de zijde waar je zit.

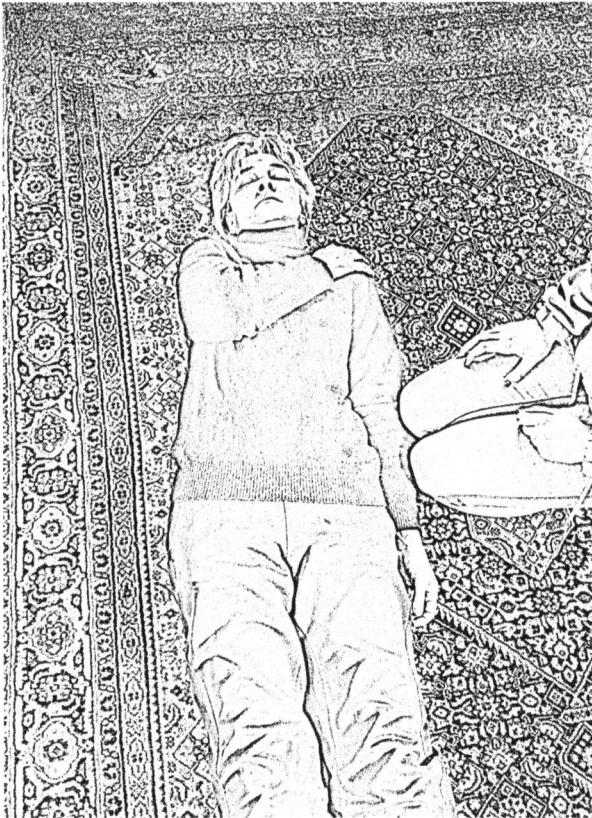

Plooi de tegenovergestelde knie en plaats de voet op de vloer. Leg je ene hand op de schouder en je andere hand op de geplooide knie.

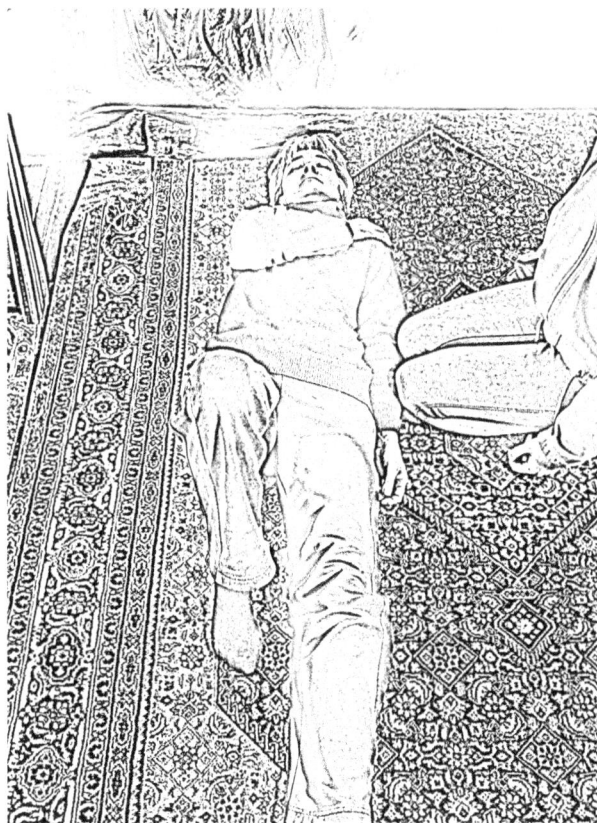

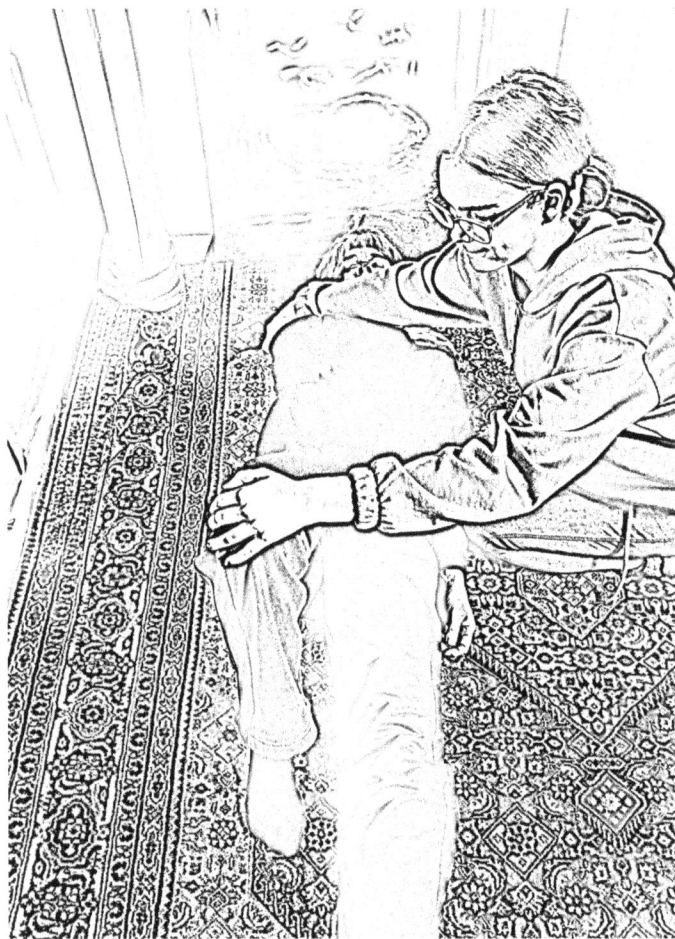

Trek het lichaam naar je toe en laat het lichaam toe zich op de zij te rollen. De arm aan jouw zijde is lichtjes weg getrokken van het lichaam, waardoor er ruimte gecreëerd wordt zodat het lichaam kan rusten.

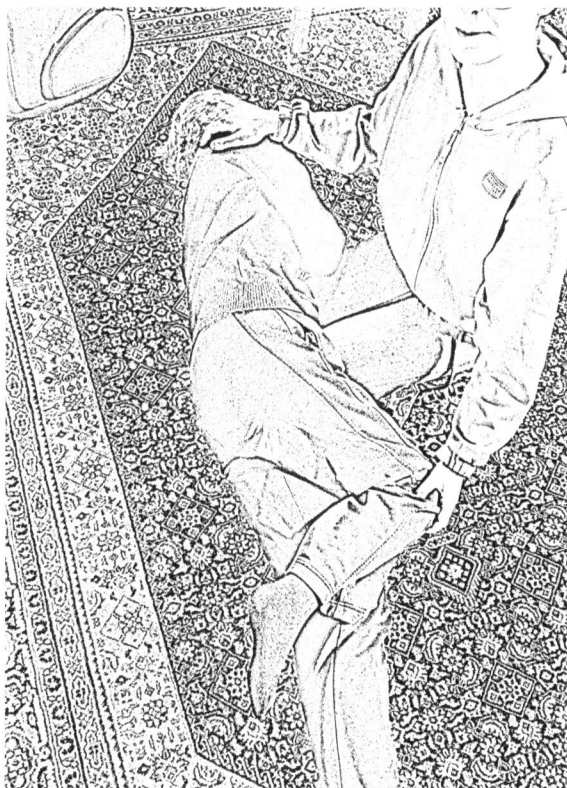

Breng de geplooide knie omhoog om een rechte hoek te vormen met het bekken en het bovenbeen alsook een rechte hoek tussen het boven- en onderbeen. Laat de knie rusten op de grond.

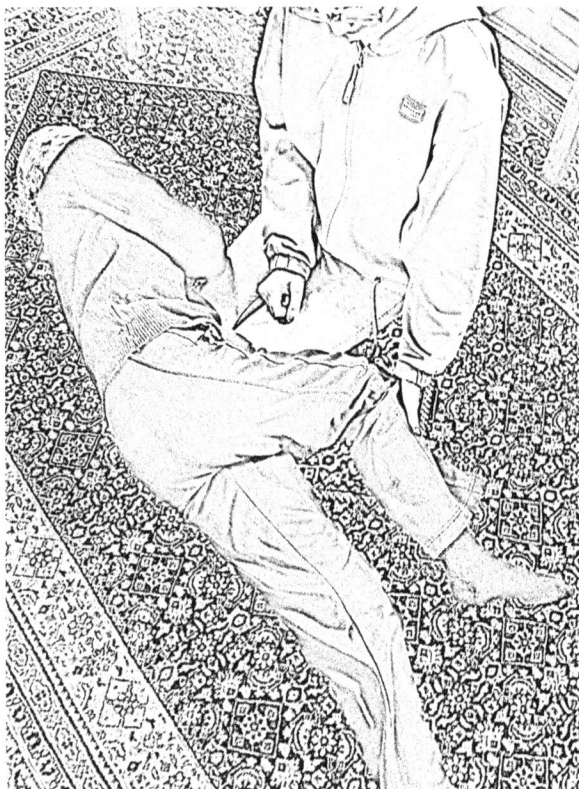

Plaats de handpalm van de tegenovergestelde hand plat op de grond net onder de kin. Buig het hoofd lichtjes naar voren zodat de kin comfortabel kan rusten op de achterkant van de hand. De elleboog rust op de grond.

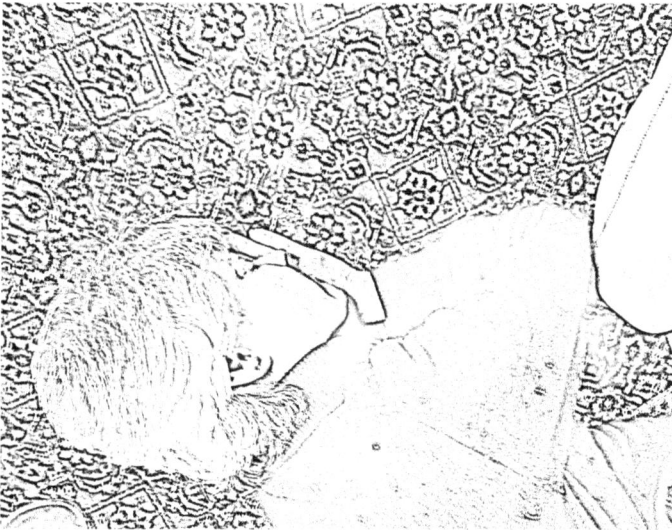

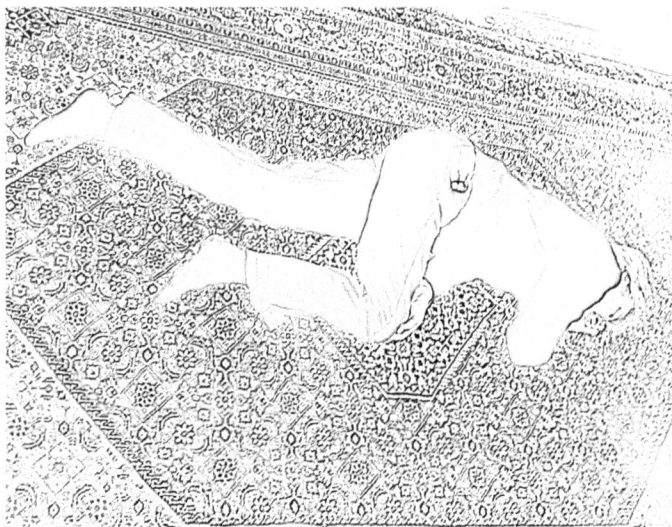

Een persoon van de grond optillen

Een gevallen persoon die niet recht kan staan kan veilig opgetild worden door één persoon. Ga op je knieën zitten aan het hoofd van de persoon. Plaats je handen op de schouderbladen en breng je ellebogen samen om het hoofd te ondersteunen. Nu beweeg je vooruit op je knieën, waarbij je de schouders van de persoon van de grond optilt. Laat het lichaam rusten op je knieën.

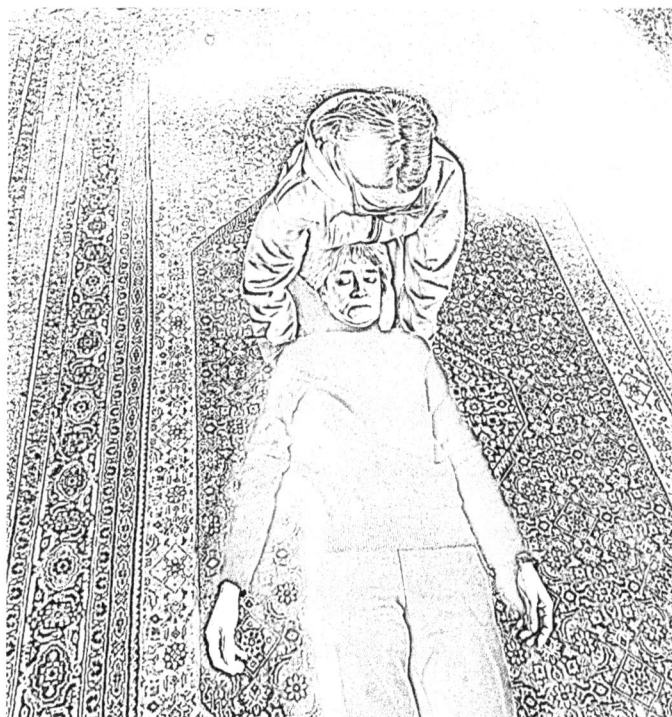

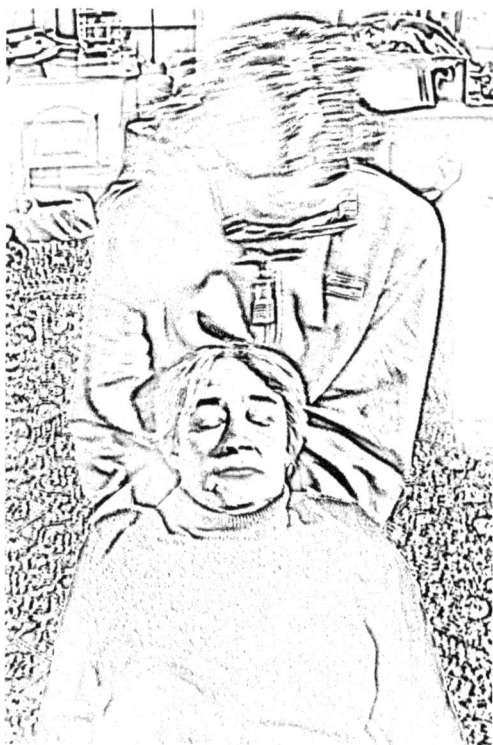

Kruis de armen aan de voorkant van de borst: de linkerhand naar de rechterschouder en de rechterhand naar de linker-schouder. Van onder de oksels grijp je beide polsen stevig vast: de rechter pols van de persoon met je linkerhand en de linker pols van de persoon met je rechterhand.

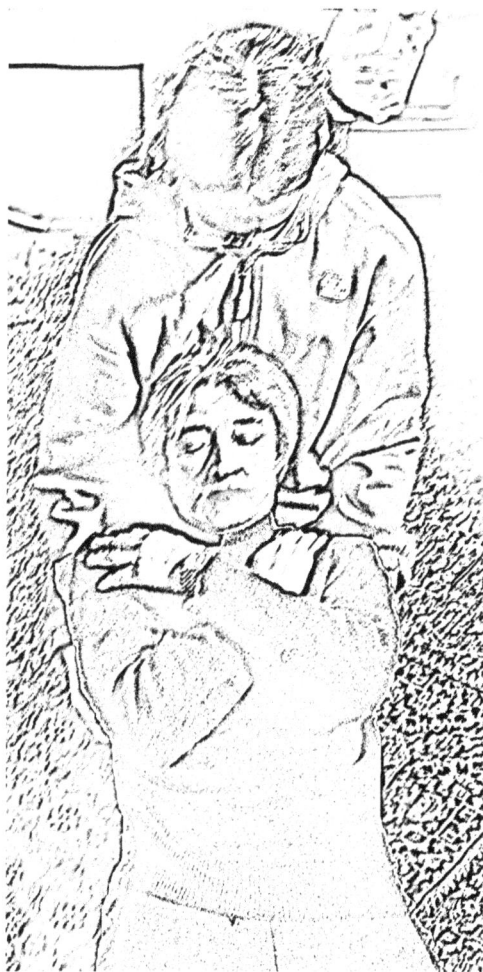

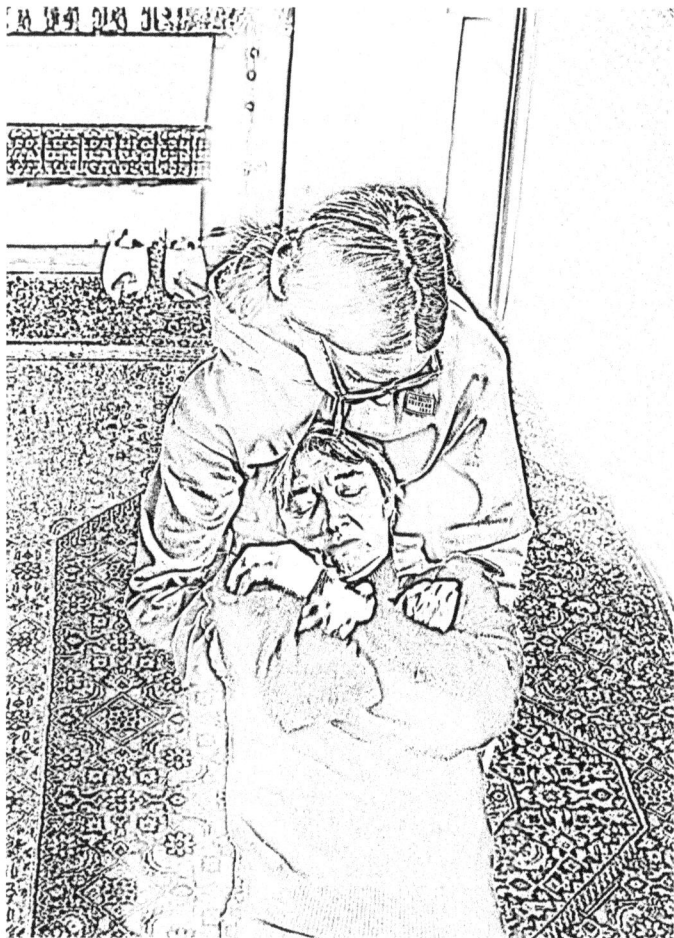

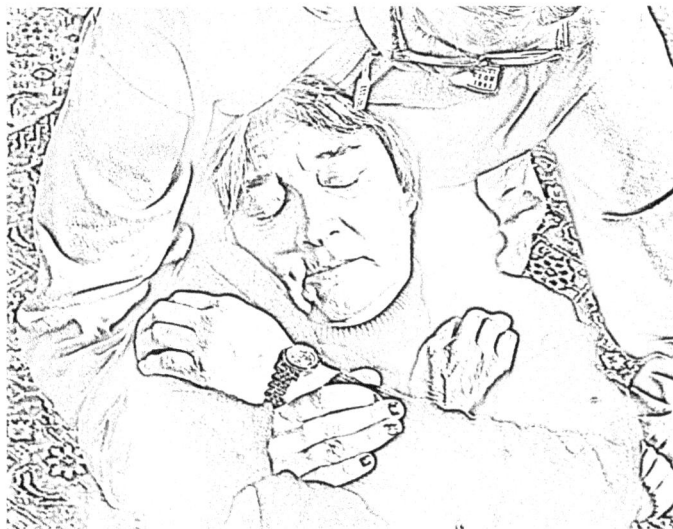

Terwijl je de pols van de persoon vasthoudt trek je één van je knieën op en plaats je je voet plat op de grond. Dan de andere, zodoende begin je de persoon op te tillen, waarbij je het bovenlichaam van de persoon dicht tegen je borst aandrukt.

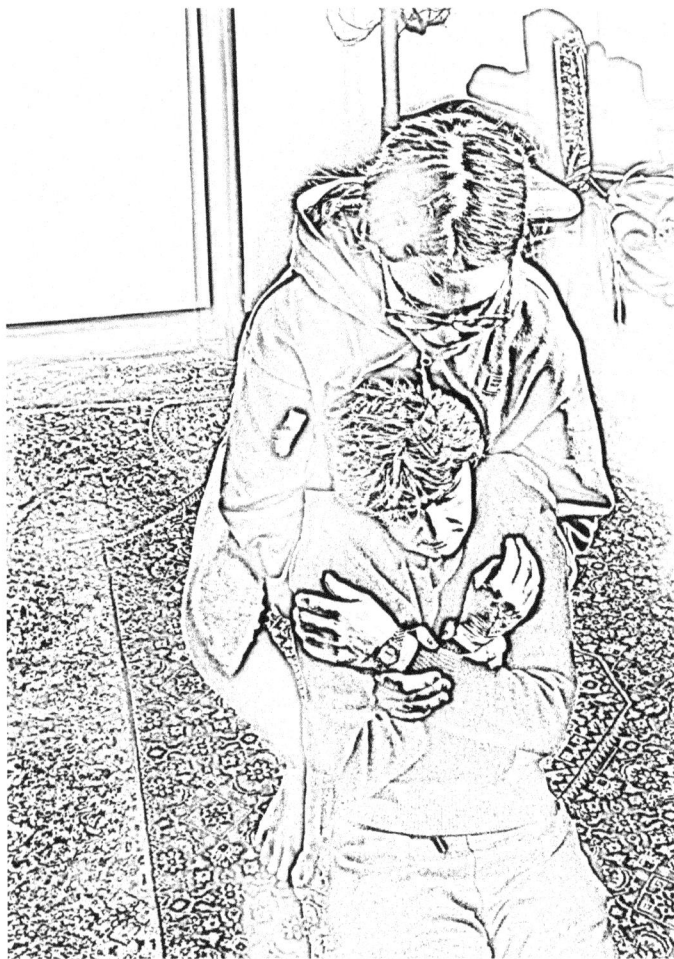

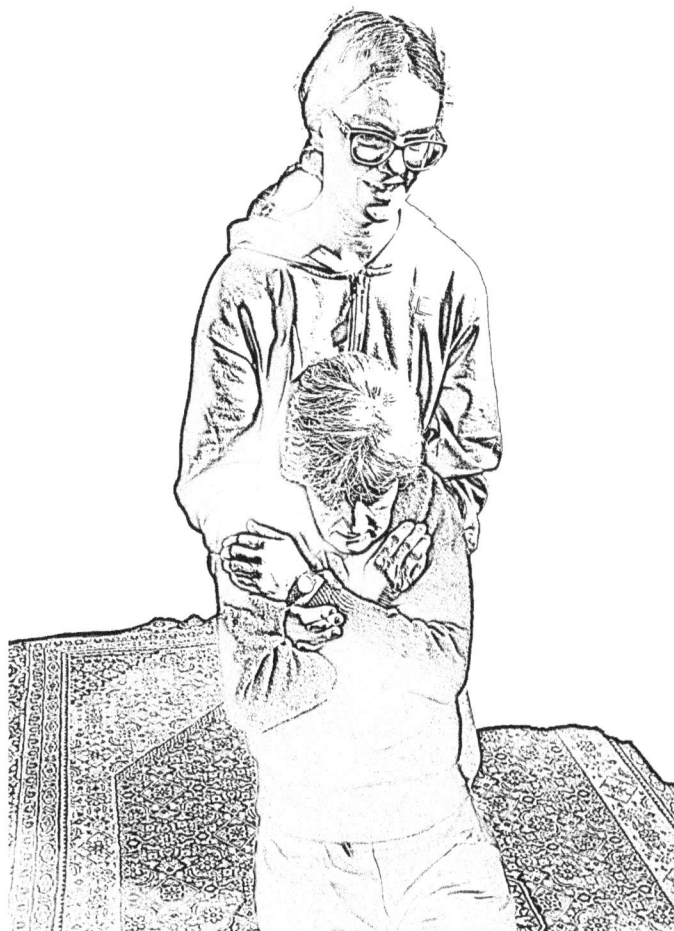

Je staat langzaam recht terwijl je kleine stapjes vooruit neemt. Je houdt de persoon dicht tegen je borst aangedrukt en brengt hem in een rechtopstaande houding, volledig ondersteund door de stevige greep rond de polsen en jouw lichaam om tegen te leunen.

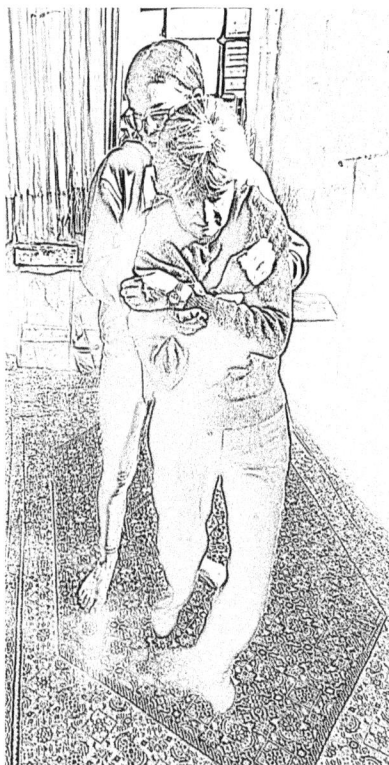

Je kan de persoon nu langzaam verplaatsen, hem blijvend ondersteunen terwijl je stappen voorwaarts zet naar een stoel of bed.

Vasten

Vasten is altijd, doorheen de menselijke geschiedenis en in alle culturen, een essentieel onderdeel geweest van gezondheid. De mensheid heeft altijd geweten en geaccepteerd dat het tijdelijk stoppen van dagelijkse routines het systeem tijd en energie geeft om een natuurlijke zuivering uit te voeren. Er is nooit gedacht dat dit gevaarlijk zou zijn, op geen enkele manier, tot dit idee gedurende de laatste decennia geïntroduceerd werd in de westerse wereld door het medisch allopatisch systeem. De simpele reden hiervoor is omdat vasten een effectieve manier is om verschillende gezondheidsproblemen op te lossen en dat komt de industrie die gebouwd is op ziekten en op interventie door het beroep niet ten goede. De kernzaak van het vasten is om je alledaagse activiteiten te stoppen en tijd door te brengen in de realiteit van het leven zoals dat op dat moment voor jou is. Voelen hoe goed of slecht je in je vel zit maakt je bewust van de druk en de spanning die je jezelf oplegt. Dus, je moet stoppen met werken, stoppen met voor anderen te zorgen, stoppen met eten, stoppen met denken en stoppen met problemen op te lossen. Je moet gewoon 'zijn'.

- Neem tijd vrij van je werk.
- Overhandig je verantwoordelijkheden aan anderen.
- Maak je sociale agenda leeg.
- Neem afstand van je alledaagse gewoonten.
- Stop met eten.

Stoppen met eten is niet ingewikkeld. Geen vaste of op water gebaseerde voedingsstoffen in welke vorm dan ook. We willen de activiteit van het verteren tot een minimum beperken. Het enige dat we doen is drinken wanneer we er zin in hebben. De soorten dranken die we aanbevelen zorgen ook voor een minimale spijsverteringsactiviteit of geven zelfs een beetje extra energie aan het systeem. We kunnen water drinken. We kunnen aan het water iets toevoegen om het meer energie te geven, wat gedaan kan worden door het te verwarmen en/of er verwarmende kruiden aan toe te voegen (gember, venkel, ginkgo biloba, look, brandnetel, en zo verder) of citroensap. Een andere manier om meer energie, warmte, toe te voegen aan het systeem is door warmwaterkruiken te gebruiken op het lichaam. Dit kan, op hetzelfde moment, gebruikt worden om pijn of ongemak in de spieren en gewrichten te verminderen.

We laten onszelf toe om ziek te worden, om ons ziek te voelen (als dat is wat er aan het gebeuren is) en om te herstellen. Ideaal gezien gaat men verder met vasten tot het systeem een signaal geeft dat het een hoger niveau bereikt heeft, een beter evenwicht. Dit toont zich door meer energie te hebben (na zich een periode uitgeput te hebben gevoeld) en een terugkerende interesse in voeding.

Ons energiesysteem werkt op zuurstof, niet op eten. De cellen onttrekken energie aan de zuurstof die hen geleverd wordt door de arteriële bloedcirculatie. Een gemakkelijke, energetisch efficiënte, uitwisseling van gassen vindt plaats op cellulair niveau. Afvalgassen worden vrijgelaten in de bloedstroom terwijl zuurstof door de cel opgenomen wordt. Dus, tijdens het vasten moet men zich concentreren op efficiënt ademhalen om het systeem, lichaam en geest, te voorzien van de nodige energie om het zuiveringsproces volledig af te werken.

Men kan het vasten verbreken op verschillende manieren en er is geen 'correcte' manier van handelen. In algemene termen kan men denken dat dit best langzaam kan gebeuren, maar ervaring heeft aangetoond dat het niet noodzakelijk op die manier moet gedaan worden. Men kan beginnen met enkele bekers groentesoep, daarna wat bouillon en daarna vaste voeding. Ik zou echter aanraden te beginnen met iets warms in plaats van iets koud. Dit kan soep zijn, maar voor anderen is dat een warme toast met wat jam of honing.

Er moet geen natuurlijk argument gebruikt worden dat vegetarische voeding minder afvalstoffen zou achter laten in het lichaam. Afvalproducten zijn het resultaat van energieverbranding en de grootste hoeveelheid van onze energienoden zijn niet materieel. Met andere woorden, eten speelt maar een kleine rol in de constante productie van afval. Om het systeem van energie te voorzien hebben we zuurstof nodig en het soort eten dat we nuttigen is enkel belangrijk in zoverre dat het een boodschap uitzendt dat het milieu waarin we leven nog steeds zeer leefbaar is voor ons, ons nog steeds voorziet in onze basisbehoeftes.

HOOFDSTUK 3

HULP BIJ HET HERSTEL VAN DE GEZONDHEID

Koorts

Koorts is een spontane reactie van het lichaam om de genezing te helpen. Je kan het zien als een vuur dat van-binnen brandt, maar onthoudt dat het spontaan voorkomt als een reactie op een bepaalde gebeurtenis. De temperatuur verhogen zal het systeem toelaten om materiaal dat de nor-male functie van de weefsels verstoort 'te verbranden'. Het helpt om afval te verwijderen dat zich verzameld heeft op een bepaalde plaats. Dus koorts is eigenlijk een genezings-mechanisme en zou daarom toegelaten moeten worden. Er is geen voordeel in het onderdrukken van koorts omdat het lichaam dit proces volledig onder controle heeft en nodig heeft. Als je de koorts zeer extreem is en je deze slecht kan verdragen, kan je koude kompressen of ijszakjes in de nek en op het voorhoofd leggen, of een verkoelende douche of bad nemen.

Baby's en zeer kleine kinderen hebben nog geen volledig ontwikkeld systeem om de temperatuur te regelen en de koorts kan zeer hoog oplopen. Dit kan zelfs resulteren in het verlies van bewustzijn. Panikeer niet. Het systeem is zichzelf aan het beschermen. Het lichaam afkoelen wordt dan best gedaan door het kind in een koud bad te leggen of door het lichaam af te sponzen met koude kompressen. Stuipen die veroorzaakt worden door hoge koorts zijn zeer zeldzaam. Wanneer dit gebeurt is het een indicatie dat het systeem al te maken had met een serieus onevenwicht en dat de voornaamste plaats van afvalophoping zich in de hersenen bevindt. Dit wijst op een hoog verbruik van energie binnenin het centrale zenuwstelsel, wat zich bij zeer jonge kinderen voordoet wanneer het kind grote moeilijkheden heeft om zich aan te passen aan het leven dat het leidt. Zo'n kind heeft ontzettend veel moeite om te voldoen aan de eisen die de omgeving waarin het zich bevindt het kind oplegt. Wanneer ouders zich meer bewust zijn van de basisprincipes van het leven dan kunnen ze vroege tekenen zeer makkelijk herkennen en kunnen ze hun aanpak en benadering naar het kind toe aanpassen. Dit zal de situatie voorkomen waarin stuipen door hoge koorts zullen voorkomen. In onze moderne manier van leven wordt een kind gedwongen zich aan te passen aan de dagelijkse planning van zijn/haar ouders zonder veel ruimte om hun eigen weg te vinden. Dit brengt veel stress met zich mee en als volwassenen hebben we de neiging de kleine signalen die kinderen ons sturen te missen of ze af te schrijven als zijnde stout, onaangepast of simpelweg verziekt en in nood aan interventie van de medische wereld.

Pijnstilling

In eerste instantie zou de benadering tot pijnstilling lokaal moeten zijn. Voeg warmte of koude toe waar nodig. Als je niet zeker bent over welke van de twee de beste pijnverlichting zal bieden in een specifiek geval, probeer er dan gewoon één. Als blijkt dat de pijn bijna onmiddellijk erger wordt dan weet je dat je het tegenovergestelde moet gebruiken. Geen kwaad geschied! Zet ook druk waar nodig. Druk zal een tegenreactie uitlokken van binnenin het systeem wat de druk op de zenuwen zal verminderen, waardoor de pijn zal verlichten. Het lichaam is een levend organisme. Dit betekent dat het zal reageren op eender welke situatie waarin het zich bevindt. Als je meer druk uitoefent zal het systeem reageren door de inwendige druk te verminderen om zo te verlichten wat het waarneemt als 'te veel' druk, een hogere druk dan het wil.

Wanneer algemene pijnstilling nodig is kan je daar medicatie voor pakken. Onthoudt dat natuurlijke stoffen, in het algemeen, een langzamere werking hebben omdat ze een reactie van het lichaam zelf nodig hebben. Medicatie die geproduceerd wordt door de farmaceutische industrie is een medicijn en heeft een onmiddellijk 'giftig' effect op het lichaam, wat het lichaam zo snel als het kan wilt opruimen. In de tussentijd kan je voordeel halen uit het effect dat het vergif heeft, een onderdrukkend effect op de genezende actie die het systeem aan het uitvoeren is. Wat betreft medicijnen is het de moeite waard te erkennen dat de natuur het verschil niet kent tussen legale en illegale medicijnen. Morfine, de medische naam voor heroïne, heeft exact dezelfde effecten als haar illegaal broertje. De meest effectieve pijnstiller en ontstekingsremmer wat de industrie geproduceerd heeft is aspirine. Een dosis aspirine voor een volwassene die serieuze pijn heeft zou twee tabletten zijn van 300mg, normaal gezien tot vier keer per dag. Bij extreem veel pijn kan de frequentie zelfs nog wat opgedreven worden. Pijn is het beste tegengif tegen de bijwerkingen van een pijnstiller. Wanneer er bijwerkingen beginnen op te treden is dat een duidelijk indicatie dat je te veel aan het nemen bent. Een jong kind heeft meestal niet meer nodig dan 150mg, drie tot vier keer per dag.

Een alternatief medicijn is ibuprofen 400mg, drie tot vier keer per dag voor een volwassene. Ibuprofen wordt niet aangeraden voor jonge kinderen omdat het giftiger is dan aspirine. De industrie gebruikt paracetamol als een standaard pijnstiller, hetgeen minder effectief is en meer medicatie vereist gedurende een langere periode. De maximum aanbevolen dosis voor een volwassene is voor paracetamol twee tabletten van 500mg tot vier maal per dag. Voor kleine kinderen is paracetamol niet aan te bevelen omwille van zijn toxiciteit voor deze leeftijdsgroep. Desondanks is het een standaard voorschrift van dokters, zoals aanbevolen door de hogere medische autoriteiten. De dosis voor kinderen hangt af van de leeftijd en het gewicht van het kind gaande van 150mg drie tot vier keer per dag, tot 300mg drie tot vier keer per dag.

Je moet niet bang zijn om medicatie te gebruiken of om dramatische fouten te maken. Het enige wat je moet doen is zo weinig mogelijk gebruiken en je handelingen aanpassen aan de onmiddellijke situatie. We bevelen niet aan om de pijn 'te anticiperen'. Je moet geen pijnstillers nemen op wat men *preventieve basis* noemt. Dien pijnstillers toe wanneer er pijn is en gebruik zoveel als nodig is. Dit zorgt ervoor dat je de tijd zal verkorten die nodig is om het medicijn te gebruiken en op deze manier voorkom je dat er giftige effecten gaan opduiken. Onthoud dat pijn en pijnstillers goed samen gaan, maar wanneer het systeem geen nood heeft aan pijnstilling of aan een grote hoeveelheid pijnstillers, het moeite heeft om meer te verwerken dan het nodig heeft op dat moment. Gebruik het antwoord van het lichaam als je gids en volg wat je systeem aangeeft.

Beweging

Voor we kunnen beginnen met bewegen hebben we stabiliteit nodig. Beweging is de handeling die ons van één stabiel punt naar een ander brengt. Dus stabiliteit en mobiliteit zijn nauw met elkaar verbonden. Stabiliteit heeft drie gefixeerde punten in de ruimte nodig. Stabiliteit verwijst naar de status waarin het centrum van zwaartekracht zich ergens tussen deze drie punten bevindt. Mobiliteit is de mogelijkheid om afstand te nemen van één van deze punten en terwijl we vertrouwen op de andere twee punten het derde punt te verplaatsen naar een andere positie in de ruimte. Zowel stabiliteit als mobiliteit hebben spierkracht nodig.

Mensen zijn uitgerust om op twee benen te staan en rechtop te lopen. Dit is enkel mogelijk wanneer het centrum van de zwaartekracht zich tussen de twee voeten bevindt en wanneer elke voet twee stabiele punten heeft om op te steunen wanneer we het derde stabiliteitspunt verleggen. We kunnen dit enkel bereiken door de vorm van onze voeten. Elke voet heeft twee stabiele contactpunten met de grond. Eén is de hiel en de andere is de bal van de voet, de streek aan de basis van de tenen. Dus wanneer we in een stabiele houding staan, rekenen we op twee contactpunten aan elke kant, vier in totaal, met een twee aan twee distributie. In perfecte balans staan, wat het minste energie vereist (de minste spiercontracties) om het evenwicht te behouden, wordt bereikt wanneer de druk op de vier punten gelijk verdeeld wordt. Je kan stil staan, je concentreren op je voeten en de druk op deze punten controleren.

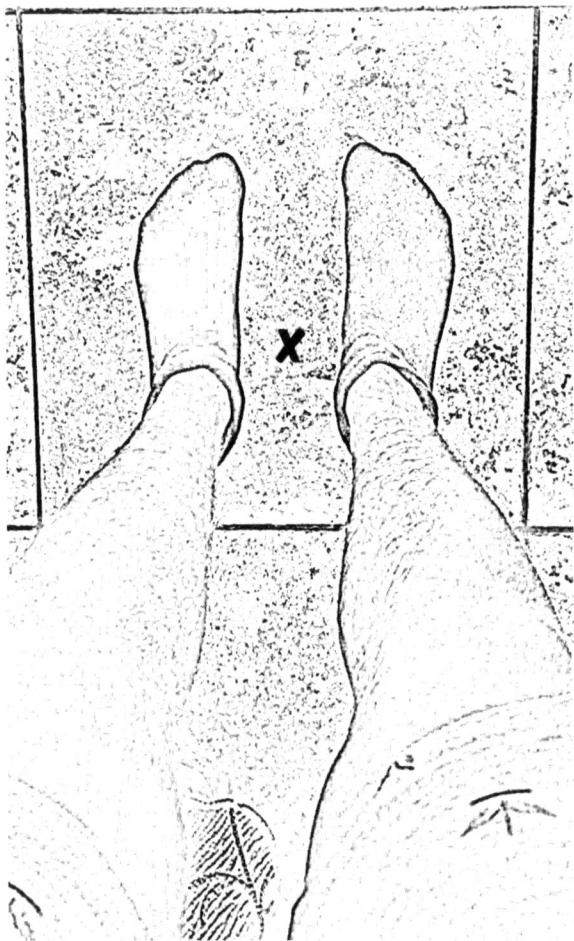

Wanneer we een stap naar voren zetten laten we de twee stabiele punten aan één kant los, waarbij we het evenwicht verdelen over de twee overgebleven punten aan de andere kant door gecontroleerde spiersamentrekkingen. Dit bezorgt ons een korte periode van evenwicht terwijl we de twee andere stabiele punten verplaatsen, het been in beweging brengen, naar de volgende houding, die ons voorziet van de nodige driepuntstabiliteit.

Het tweeledige systeem van stabiliteit en mobiliteit is het resultaat van de anatomische structuur van het lichaam. Het is gebouwd in twee lagen die elkaar aanvullen. De eerste, diepere, laag is gevormd door informatie die binnenkomt van de genetische opmaak van het individu. Dit bevat noodzakelijke informatie over de soort (wat tot zover bekend is in de menselijke evolutie) zowel als de specifieke informatie van je voorouders. Het voorziet je van een grondplan dat zich concentreert op de basisuitlijning van de structuur die je nodig gaat hebben om een kans op overleving te hebben. Het bouwt de plaatsen in het lichaam op waar veel kracht gebruikt zal moeten worden en de plaatsen waar minder kracht vereist is. Vezels van allerlei soort en spieren, die zich diep rondom de gewrichten hebben gezet, zullen je voorzien van een stabiele structuur die passend is voor de wereld waarin het individu terecht gaat komen. Dit zal verschillend zijn voor mensen die in een zeer bergachtige omgeving wonen in vergelijking tot mensen die in de jungle of in hele vlakke plaatsen leven. Het zal de beweging van elk gewricht beperken om de stabiliteit te bieden die nodig is om het gewricht te kunnen bewegen. Het is deze spankracht die de verschillende beenderen van het skelet samenhoudt en voor ieder gewricht is er een specifieke plaatsing en spanning in de weefsels, wat een specifiek bereik van beweging toelaat voor elk gewricht (individueel aangepast). Deze diepgelegen lagen spierweefsel voorzien de basis *stabiliteit* van dit nieuwe leven. Dit wordt verder ontwikkeld met informatie die binnenkomt via de moeder in de latere fasen van de zwangerschap. Deze informatie wordt bewaard in de buitenste spierstructuur en zal, later in het leven, voorzien in de *beweging* van het individu. De menselijke vorm is nu een feit, en elk exemplaar is specifiek gemaakt voor een specifiek soort leven, met een specifiek bereik van stabiliteit en flexibiliteit.

De buitenste spieren, de spieren die voor onze beweging gaan zorgen, liggen bovenop de inwendige stabiliteitsstructuur. Ze ontwikkelen in overeenstemming met de onderliggende structuur. Plaatsen, gewrichten, die zeer zwaar gebouwd zijn, bedoeld 'om veel weerstand te weerstaan' hebben als nadeel een gelimiteerde flexibiliteit en zullen moeilijker te bewegen zijn. Hierdoor moeten de buitenste spieren, de skeletspieren, zeer sterk en flexibel worden. Dit gebeurt allemaal tijdens het groeiproces, de vroege ontwikkelingsjaren, van het nieuwe leven en dit zorgt voor een evenwicht dat behouden wordt tussen de spanning binnenin de dieper gelegen structuur en de spanning binnenin de buitenste structuur. Zeer vaak zien we kinderen een sport of activiteit kiezen die een bepaald lichaamsdeel doet bewegen en versterken dat een meer onbuigzame structuur van stabiliteit heeft (zwaar gespannen diepere spieren). Door het stimuleren en bouwen van sterkere buitenspieren zijn ze in staat een evenwicht op te bouwen dat hen toch toelaat om de zware en belemmerende delen van hun lichaam te bewegen. Dit systeem werkt goed zolang het de extra energie kan opwekken die nodig is om de zwaardere delen te bewegen. Later in het leven zullen de gebieden die onder hoge druk staan duidelijk opgemerkt worden wanneer het systeem begint te worstelen om deze gewrichten, die een hoge stabiliteit nodig hebben en een lage flexibiliteit, te blijven bewegen. Men kan trainen zo hard men wil, de tijd zal komen wanneer er niet voldoende energie kan opgebracht worden om de zware onderliggende structuur te verplaatsen.

In het leven is één van de doelen mobiel te blijven. Dus ofwel hebben we de uitwendige fysieke kracht om de stijve en vaste structuur binnenin te overwinnen ofwel, wanneer we die kracht niet langer hebben, moeten we gaan werken aan het oorspronkelijke en diepgewortelde evenwicht van de structuur zelf zodat er een efficiënter evenwicht tussen stabiliteit en mobiliteit bereikt kan worden. Efficiënter betekent hier dat het minder energie kost. Dit betekent dat we moeten leren om de diepere structuur los te houden in plaats van meer kracht proberen op te bouwen aan de buitenkant, wat geen manier is om energie te sparen. Het basisprincipe van deze reconstructie is om te blijven eisen dat je systeem hieraan blijft werken. Wijs je systeem in de richting van ontspanning van plaatsen die al je hele leven onder hoge druk hebben gestaan. Concentreer en ontspan.

Dit wordt gedaan door uit je comfortzone te stappen. In plaats van constant op zoek te gaan naar een gevoel van comfort, ga je op zoek naar het ongemak binnenin de beweging en/of het evenwicht wanneer je zit of staat. Plaats de zone, het betreffende gewricht, herhaaldelijk in een houding waarin je de pijn kan voelen, de restrictie, maar zonder iets te forceren. Het sleutelwoord is herhaling, niet kracht. Het systeem zal zich onmiddellijk verzetten tegen kracht omdat het je wil beschermen tegen beschadiging van de structuur. Het systeem herhaaldelijk 'vragen' om de bewegingsruimte te openen van gewrichten en spieren zal het systeem stimuleren om de spanning te verminderen op de inwendige structuur in die streek. Eens de spanning in het dieper gelegen spiersysteem vermindert zal de druk die nodig is van het buitenste spiersysteem, het mobiliteitssysteem om deze gewrichten te bewegen, een pak lager zijn. Het resultaat is dat er met veel minder kracht in de skeletspieren bewogen kan worden dan voorheen, en dus wordt er ook door minder energie verbruikt dan ooit tevoren.

Laat de pijn en het ongemak je bewustzijn binnentreden en laat het toe daar te zijn. Adem rustig, diep en langzaam. Herhaal dit vaak gedurende de dag. De her-aanpassing is langzaam en niet lijnrecht. Het vergt tijd om het lichaam te herstructureren. Het moet ook in evenwicht gebeuren, wat betekent dat herstructureren hoe de gewrichten werken, bijvoorbeeld jouw heup, aanpassing vereist van verschillende gewrichten onder en boven datgene waar je aan het werken bent – in dit voorbeeld de knieën, enkels en lage rug, helemaal tot aan de schouderbladen. Dus, er kunnen enkel zeer kleine stappen gezet worden en je zal andere delen van je lichaam voelen reageren op het 'leunen tegen het ongemak'.

Revalidatie van de mobiliteit

Als je voor welke reden dan ook een bepaald gewricht niet of bijna niet kan gebruiken is het belangrijk om te werken aan het terugwinnen van de mogelijkheid dit vrij te kunnen bewegen. Gewrichten die je lichaamsgewicht niet dragen kunnen gemobiliseerd worden door je eigen spieren te gebruiken om het gewricht zoveel mogelijk te bewegen. Passieve bewegingen, waarbij we de spieren van het gewricht niet gebruiken, kunnen gebruikt worden door de streek te masseren en door het gewricht te bewegen met je handen of het door iemand anders te laten bewegen. Dit moet meerdere keren per dag gebeuren. Het gewricht niet forceren, simpelweg tot tegen het ongemak aanleunen. Telkens opnieuw en opnieuw. Wanneer mogelijk zou men het betreffende gewricht vaak actief moeten bewegen. Beweging gebeurt in drie richtingen: van voor naar achter, van links naar rechts en van boven naar onder. Deze bewegingen kunnen geoefend worden op een rechtlijnige en op draaiende manier. We hebben geen materiaal nodig om deze gewrichten te oefenen. We moeten simpelweg de gewrichten bewegen en constant de richting van de beweging veranderen. Het onvermogen om zich vrij te bewegen van een zittende of liggende positie naar een staande positie en/of het onvermogen om die staande positie te veranderen, met andere woorden, om een stap vooruit te zetten, vergt wat hulp. Maar deze hulp moet gericht zijn op het terugwinnen van volledige mobiliteit en kracht, niet om een afhankelijkheid te creëren. Nogmaals, herhaling en leunen tot tegen het ongemak aan zijn beide cruciaal in dit proces.

Laat ons beginnen met het onvermogen om vanuit een zittende houding in een staande positie te geraken. Terwijl we zitten steunen we op twee stabiliteitspunten, de twee zitvlakken. Het derde stabiliteitspunt kan verzorgd worden door de voeten op de grond of door ondersteuning van de lage rug. Onder normale omstandigheden laten we de steun in de rug los wanneer we opstaan, het lichaam voorwaarts bewegen, en op die manier brengen we het centrum van de zwaartekracht tussen onze twee voeten. Spierkracht in de benen en lage rug zullen het centrum van zwaartekracht op hun plaats houden terwijl we de knieën en de rug bewegen in de richting van de centrale as van het lichaam, waarbij we het volledige lichaam recht trekken, en op die manier het evenwicht boven de twee voeten brengen. Dit alles vereist coördinatie en spierkracht. Wat als één, of beide, niet aanwezig zijn?

Als je niet in de mogelijkheid bent om jezelf 'op te duwen' omdat je de kracht in één van je benen niet kan gebruiken, zal je een ander stabiliteitspunt moeten creëren om het gebrek van een betrouwbare voet te vervangen om de opwaartse druk te kunnen ontwikkelen. In algemene termen gebruiken we dan de kracht van de tegenovergestelde arm ten opzichte van het been dat niet werkt. Schuif voorwaarts naar het randje van de stoel, waarbij je heel de tijd de beweging ondersteunt door je handen of door je vuisten achter je te plaatsen. We plaatsen de hand of de vuist van de tegenovergestelde zijde een klein eindje weg van het lichaam en achter de bruikbare heup, zodat hun uitlijning een hoek vormt met de rand van de stoel waar we op zitten. Een klein beetje verwijderd van de bruikbare heup en lichtjes achter de heup.

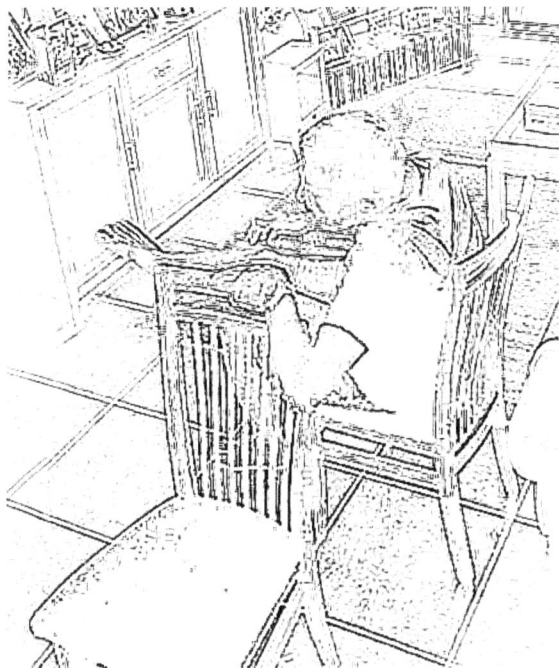

We gaan deze twee stabiliteitspunten, vuist en bruikbare heup, nu gebruiken om ons centrum van zwaartekracht te verplaatsen tussen deze twee punten, zodat we een andere positie kunnen aannemen. Lichtjes draaiend naar de goede zijde van het lichaam en leunend op de uitgestrekte arm en hand verplaatsen we ons lichaamsgewicht nu over op de hand en de heup.

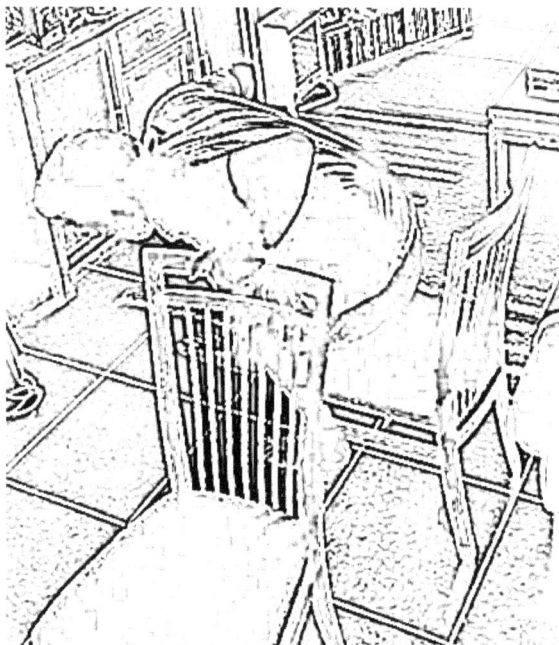

Terwijl we dit doen grijpen we de controle van de beweging in de werkende heup door omhoog te duwen, langzaam het goede been te strekken, wat je voorziet van je nieuw stabiliteitspunt. Het is nuttig als het niet-bruikbare been en voet vrij over de vloer kan glijden in een vrije beweging, volgend op de draaiende beweging van de rest van het lichaam. Terwijl we in een meer rechtopstaande positie geraken, steunend op beide handen en gebruik makend van de kracht van het bruikbare been, blijven we het centrum van zwaartekracht verplaatsen over de heup. Op dit punt is het tijd om ons volledig rechtop te plaatsen en de andere twee stabiliteitspunten op te heffen, de handen, naar een hogere positie te bewegen. We beginnen met te steunen op een hoog genoeg gelegen steunpunt, bijvoorbeeld een stoelleuning, geplaatst aan de werkende zijde van het lichaam. We brengen de handen, één voor één, van de stoel of zetel waar we op zitten en steunen nu op de hoge leuning van de stoel die voor ons is geplaatst. Op dit punt staan we op één been, dat twee stabiliteitspunten heeft, en we voorzien de twee andere stabiliteitspunten door op onze handen te steunen, die rusten op de stoelleuning. Vanuit deze staande houding zijn we nu in staat om zachtjes druk uit te oefenen op het onbruikbare been, waarbij we enkel druk toelaten die het aankan. We staan nu recht door de vier poten van de stoel te gebruiken, zoals we normaal gezien de twee aan twee stabiliteitspunten van onze voeten gebruiken, en het derde is het goede been.

Om te gaan zitten zal deze procedure achterstevoren moeten worden uitgevoerd. We plaatsen onszelf in een hoek met de zitplaats, met de goede zijde naar de zitplaats gericht. We steunen op onze goede kant en plaatsen onze beide handen op de zitplaats. Laat nu het lichaam toe zich te verplaatsen tot over deze stabiliteitspunten, waarbij we de beweging onder controle houden met het goede been, en we laten onszelf langzaam zakken op de zitplaats in een comfortabele positie.

Vanuit een staande houding kunnen er stappen worden genomen door naar voren te leunen op een stevige constructie, zoals een looprekje of een stoelleuning. Door het hulpmiddel een beetje voor ons uit te plaatsen kunnen we er met beide armen op steunen, waarbij we ons van twee stabiele punten voorzien. Dit laat ons toe één van onze benen naar voren te bewegen, meestal beginnend met het sterke been. Deze beweging tussen de twee benen afwisselen laat ons toe kleine stappen te zetten.

Genezing zal spontaan en automatisch gebeuren. We moeten niet verwachten dat dit rechtlijnig zal zijn. Het zal goede momenten hebben en slechte momenten, omdat het systeem zich constant aanpast. Spieren gebruiken op een andere gecoördineerde manier zal veel vermoeidheid met zich mee brengen, wat zich zal uiten in stijfheid en ongemak in de spieren. Soms kunnen we wat meer bewegen, andere keren zullen we meer moeten rusten. Zoek altijd het evenwicht tussen stabiliteit, rust en beweging. De rust van een deel van het mobiliteitssysteem vergt aanpassingen van evenwichten in verschillende gewrichten. Dit heeft tijd nodig en zal plaatsvinden in golven. Dit resulteert in het verplaatsen van het ongemak van spiergroep naar spiergroep en van gewricht naar gewricht tot het zijn nieuwe, meer efficiënte bewegingsbalans heeft gevonden.

Het effect van gebruikte hulpmiddelen

Mensen zijn altijd op zoek geweest en hebben altijd dingen gebruikt die hen helpen te genezen. In de allopatische versie is dit vertaald naar hulpmiddelen om de symptomen te verzachten. We moeten ons realiseren dat de betrachte effecten en de werkelijke effecten twee verschillende dingen zijn. Hoe het levend organisme, in dit geval de systemen van het menselijk wezen, reageert op de invloeden waaraan het wordt blootgesteld is altijd hetzelfde.

Welke substanties, of ze nu mechanisch, chemisch, planta-ardig of iets anders zijn, die we gebruiken om die effecten te bereiken, het mechanisme waarmee het levende organisme reageert blijft steeds hetzelfde, ook al kunnen de resultaten hiervan uitermate verschillend zijn. Eerst is er het onmiddellijke gevolg veroorzaakt door de karakteristieke kenmerken van de invloed waarmee we het systeem in contact brengen. Het directe effect van het hulpmiddel dat we gebruiken kan zijn het openen van de bloedvaten, hetgeen de circulatie kan verbeteren. Het kan zijn het opwarmen van de weefsels. Het kan zijn de functie van het zenuwstelsel te vertragen, of de inkomende prikkels te verminderen om zo het systeem minder gevoelig te maken, of de algehele communicatiesnelheid van het zenuwstelsel te verminderen waarbij we het langzaam, loom en minder bewust maken. Het kan zijn de aanmaak van bepaalde hormonen te verminderen. Het initiële effect van de invloed die we teweegbrengen is meestal wat we denken dat we nodig hebben op dat moment. Wanneer we honger hebben eten we. Wanneer we pijn hebben willen we de pijn en het ongemak verminderen. Wanneer we het koud hebben willen we opwarmen. De mensheid heeft een waaier aan verschillende manieren ontdekt om te reageren op zijn noden en heeft veel verschillende manieren gevonden om de invloed, waar hij op dat moment naar op zoek is, te bewerkstelligen. Maar een belangrijk deel aan oude wijsheid is verloren gegaan in moderne tijden.

Wanneer de invloed die we in ons leven brengen uitgeoefend wordt op een levende entiteit zal deze levende entiteit, het menselijk wezen in dit geval, 'terugvechten'. Oude wijsheid over het gebruik van kruiden leert ons dat we ons bewust moeten zijn dat de effecten waar we naar streven krachtig zijn en van korte duur. Dit wordt gevolgd door een reactie van het menselijk organisme dat een tegengesteld effect bereikt van het initiële effect, maar één die zwak is en langdurig. Dit mechanisme vindt plaats bij alle invloeden waar we ons systeem aan blootstellen. Wanneer we eten omdat we van een hongergevoel af willen geraken bereiken we in eerste instantie een bevredigend resultaat. Het hongergevoel zal echter terugkeren omdat het systeem 'meer honger' krijgt en deze staat veel sneller herkent. Hoe meer we eten, en hoe meer we ons eetschema plannen zodat het herkenbaar en voorspelbaar wordt, hoe meer last we zullen hebben van een hongergevoel. Hoe werkt dat?

We beginnen vanuit het gegeven dat op ieder moment, hoe ziek je ook denkt dat je bent, jouw systeem in evenwicht is, rekening houdend met alle invloeden waar het op dat moment aan onderhevig is. Wanneer je dan een krachtige invloed toevoegt aan die mix verschuift het volledige evenwicht. In eerste instantie vertoont het systeem de karakteristieke eigenschappen van de invloed die je hebt toegevoegd, omdat het geen keuze heeft. De invloed wordt eraan opgedrongen. Dus, het kan zijn dat bloedvaten uitzetten, dat de productie van hormonen wordt onderdrukt, het zenuwstelsel loom wordt, en zo verder. Maar voor het systeem is deze nieuwe toestand uit balans. Zodra de invloed begint te verminderen reageert het systeem met de kennis dat deze aanslag opnieuw kan plaatsvinden. Dit betekent dat het systeem zich zal 'terugtrekken' voorbij het vorige evenwichtspunt om *klaar te staan* als het opnieuw op een gelijkaardige manier zou aangevallen worden. In werkelijkheid gaan de bloedvaten nog meer samentrekken, hormoonproductie zal verhogen, het zenuwstelsel wordt hyper-alert, en zo verder. We kunnen daarom zeggen dat het secundaire effect dat het systeem ervaart tegengesteld is aan het effect veroorzaakt door de directe invloed van de toegevoegde substantie of handeling. Dit resulteert in een bewuste drang van onze kant om de invloed te blijven herhalen omdat dat is wat we willen bereiken, omdat we geloven dat dit juist is wat we nodig hebben, wat goed voor ons is. Wanneer we dit blijven herhalen en we ons systeem blijven blootstellen aan deze extra invloed zal het systeem iedere keer sneller en effectiever gaan reageren. Uiteindelijk kan het er zelfs toe leiden dat de invloed niet langer het primaire effect teweegbrengt omdat het systeem erin slaagt om dit onmiddellijk teniet te doen. Dokters noemen dit 'therapieresistentie'. Elke tussenkomst zal, op lange termijn, resulteren in ofwel een afhankelijkheid van het hulpmiddel, in een poging om weg te blijven van datgene waarvan we beslist hebben dat we het niet willen (pijn en zo verder), ofwel in helemaal geen effect meer. Dit is waar voor al onze tussenkomsten, of het nu het innemen van vitamines en supplementen is of het gebruik van drugs, voorgeschreven of andere, of eender welke soort van regelmatige therapie, natuurlijk of kunstmatig.

Dus, het enige echte effect dat een invloed van buitenaf heeft is een onmiddellijke onderdrukking van het systeem, het uit evenwicht halen van het systeem en het daardoor dwingen te reageren. Dit betekent dat, op lange termijn, de enige echte invloed die we kunnen hebben op het genezingsproces eigenlijk van korte duur is. Wat jij ook denkt dat een 'hulp' zal zijn voor het systeem in het genezingsproces, is enkel een schokeffect dat je creëert. Het zou daarom enkel gebruikt moeten worden op korte termijn. Dit betekent dat je het genezingsproces fundamenteel niet kan veranderen. Jouw shockinterventie kan dat misschien wel, als het inderdaad 'het juiste' is op dat gegeven moment, maar enkel en alleen als het ook effectief het natuurlijke genezingsproces ondersteunt. We moeten echter erkennen dat de meeste van onze interventies een hindernis zijn op weg naar genezing. Proberen het genezingsproces te sturen in een richting waarvan we denken dat het de juiste is, in plaats van de natuurlijke richting te vertrouwen, is een zware fout. Probeer deze niet te vaak te herhalen.

De timing van je tussenkomst speelt ook een cruciale rol. Tijdens de dag wil je misschien graag warmte toevoegen aan vermoeide, stijve en verkrampte spieren. Dit opent de circulatie en als je op dat moment die spieren effectief aan het gebruiken bent kan dit zorgen voor een toename van de aanvoer van voedingsstoffen, wat helpt om de functie van deze spieren terug naar normaal te brengen. Maar warmte toevoegen en de spieren niet bewegen zal de genezing helemaal niet helpen, tenzij je continu warmte blijft toevoegen (de afhankelijkheid!). Maar, bijvoorbeeld, warmte toevoegen gedurende de nacht vormt een serieuze obstructie voor het natuurlijke proces. De nacht wordt gebruikt door het systeem om energie weg te trekken van de fysieke delen en het te heroriënteren richting het niet-fysieke, zoals bijvoorbeeld de droomwereld. Dus, tijdens de nacht heeft het fysische systeem geen behoefte aan extra stimulatie. Het is eerder op zoek naar 'het uitschakelen' van het fysische systeem in de mate van het mogelijke. Wanneer je systeem je 's nachts op natuurlijke wijze wakker houdt, geeft het aan dat het 'te druk bezig' is en niet kan ontspannen, dat er te veel gaande is in de materie, wat het niet toelaat om zich af te sluiten en zich te verplaatsen naar het energetische deel, het onderbewuste deel van het bestaan. Elk stimulerend effect dat we 's nachts toevoegen aan het fysieke deel van het leven staat het natuurlijke pad in de weg en het systeem zal veel energie verbruiken om deze invloed tot een minimum te beperken. Dit is energie die nergens anders voor gebruikt kan worden, zoals bijvoorbeeld voor het genezingsproces. Gebruik niets tijdens de nacht dat je systeem zou kunnen stimuleren. En onthoudt dat wanneer je iets gebruikt om het systeem te kalmeren jouw systeem eens zo hard gestimuleerd zal worden wanneer het initiële effect verzwakt is. Dit zou dan een drijfveer kunnen worden om meer onderdrukkend spul regelmatiger te gaan gebruiken. Wees je hier bewust van en maak een bewuste beslissing om niet toe te geven aan deze drang, die door het systeem gecreëerd is als reactie op jouw tussenkomst.

Om te onthouden:

- Kom zo weinig mogelijk tussen.
- Laat je tussenkomsten van korte duur zijn.

- Wanneer je toch beslist om tussen te komen wees dan bereid om het ervaren resultaat snel te evalueren.
- Wees voorbereid om je tussenkomst vaak te veranderen en wees niet bang om niets te doen.
- Voel liever in plaats van te denken.

HOOFDSTUK 4

DE NATUUR VAN ZIEKTE

In de allopatische geneeskunde, het westers model van ziekten dat net iets ouder is dan tweehonderd jaar, is de lijst van ziekten eindeloos. Iedere dag worden er nieuwe ziekten 'uitgevonden', worden er nieuwe experts gemaakt, omdat elke ziekte een speciaal behandelingsprotocol moet hebben, volgens hen. Beschavingen uit de oudheid, van over de hele wereld, hebben ziekten op een veel simpelere, meer toegankelijkere, manier beschreven.

Een ziekte is een onevenwicht. Een onevenwicht van wat? Verschillende culturen gebruikten verschillende manieren om dit duidelijk te maken, maar ze bevestigden allemaal het belang van een energetisch evenwicht. Ze begrepen allemaal dat het menselijk wezen een evenwicht nodig heeft tussen fysieke, mentale en bewustzijns aspecten van het leven, waarbij het fysieke de minst sterke invloed heeft.

De wetenschap heeft ons laten zien dat alle materie een manifestatie is van energie. Dus, de fysieke realiteit die wij als individuen ervaren is één plaatje, één expressie, van interacties die gebeuren in het energetisch veld waaruit de fysieke realiteit ontstaat.

De natuur, waar alle levende organismen deel van uitmaken, is een energetisch veld dat de fysieke realiteit die wij zien en ervaren produceert. Alle veranderingen die we merken in onze fysieke gedragswijze zijn manifestaties van dat veld. Dus, wanneer het evenwicht van krachten binnenin dat persoonlijke veld verschuift dan verandert de fysieke realiteit die wij waarnemen ook. Alle echte oorzaken van storingen van het fysieke systeem, alle werkelijke oorzaken van ziekten, kunnen gevonden worden in de veranderingen in evenwicht binnen het energieveld van het individu.

De wetenschap toont aan dat veranderingen in energie het directe resultaat zijn van veranderingen in druk en/of temperatuur. Door de druk te verhogen op een energieveld en/

of de temperatuur van dat veld te verlagen wordt de energie meer gecondenseerd, meer compact, minder mobiel. Dit zal uiteindelijk resulteren in de 'fixatie' van een deel van die energie in materie, en bestaande materie zal dichter worden, meer opééngepakt, door deze veranderingen binnen het veld. Materiële manifestaties, onze fysieke wereld, vinden plaats als resultaat van de samentrekking van energie. Omdat de beweging van energie binnen het veld bepaald wordt door hoge en lage druk, hoge en lage dichtheid, is ook het leven binnen de natuur een manifestatie van hoge en lage druk. Het leven zelf werd gecreëerd door het bewegen van energieën, het verschuiven van druk en dichtheid.

Elk levend organisme is een condensatie van een deel van het energetisch veld waaruit het zich manifesteert. De energieën zijn dan gefixeerd binnen een fysiek formaat, een materiële manifestatie. Dit formaat begrenst de energieverschuivingen die deze specifieke vorm kan absorberen en manifesteren. Buiten de specifieke karakteristieken van zijn vorm zal de fysieke structuur stoppen met functioneren en zal ze fysisch uitéénvallen. Dus elk menselijk wezen is een zeer specifiek gefixeerd energetisch wezen met beperking met betrekking tot wat het aan kan tijdens zijn fysieke manifestatie. Alle veranderingen van deze manifestatie zijn veranderingen in druk, hetgeen zich eerst manifesteert binnenin het energetisch veld en later in de fysieke functie en de fysieke vorm.

Oude culturen refereerden simpelweg naar gezondheid als een evenwicht van energie in een persoon en naar ziekte als een onevenwicht in energie. Ze waren zich er goed bewust van dat een onevenwicht enkel veroorzaakt kan worden door een verschuiving van energie binnenin het veld van die persoon. Gezondheid is daarom een persoonlijke zaak. Dus wanneer de omstandigheden waarin een individu leeft veranderen dan moet dat individu 'reageren' op die externe omstandigheden, en de manier waarop het systeem functioneert zal, dientengevolge, aangepast moeten worden. Wanneer deze aanpassing gedaan kan worden zonder te veel energie te spenderen kan de persoon zijn evenwicht verschuiven en verder gaan, aangepast aan de nieuwe omstandigheden. Deze aanpassingsperiode, die spontaan voorbij zal gaan, kennen we als een *acute ziekte*, ons zo aangeleerd door ons medische systeem. Hij gaat door een korte periode van onevenwicht, van onzekerheid, van instabiliteit, om aan te komen bij een nieuw evenwicht en het leven gaat verder. Wanneer deze persoon echter veel moeite ervaart om deze verschuiving te maken zal zijn systeem tekenen vertonen van deze aanhoudende strijd. Het zal aantonen dat het uit evenwicht is en het zal dit blijven aantonen. De persoon is ziek voor een langere tijd en dit kennen we als een *chronische ziekte*. Dit vereist een bewuste interventie van de persoon als hij opnieuw een evenwicht wil vinden waarin zijn systeem met gemak kan functioneren omdat het systeem duidelijk aangeeft dat het niet langer in staat is om te her-balanceren.

Omdat er maar twee tegengestelde krachten dit energetisch veld besturen, uitzetting en samentrekking, kan elk onevenwicht gezien worden als een onevenwicht in de ene of de andere richting. De ziekte is daarom ofwel een uitdrukking van een verlaagde druk ofwel van een verhoogde druk op het veld en dus ook op de fysieke manifestatie binnenin dat veld.

Het onevenwicht in het leven, de ziekte die zich manifesteert, wordt ofwel veroorzaakt door te weinig druk in iemands leven of door te veel druk in het leven. Alle ziekten worden veroorzaakt door één van deze twee voortdurende omstandigheden, wat betekent dat er, in werkelijkheid, maar twee soorten ziekten zijn, alhoewel deze meerdere mogelijke uitingen kunnen hebben.

Twee soorten ziekten betekent twee soorten van behandeling. Wanneer er te weinig druk is kan men het evenwicht herstellen, de ziekte genezen, door de druk op dat leven te verhogen. Wanneer de druk te hoog is kan men de ziekte genezen door de druk op dat leven te verlagen.

Een manier om de druk te verhogen kan door afkoeling gebeuren, waardoor de energie (en de materie) zal samentrekken. Je kan er ook over nadenken om meer verantwoordelijkheid op te nemen in je leven. Persoonlijke verantwoordelijkheid nemen voor je daden, gedachten en gevoelens zal de betrokkenheid in je leven doen toenemen, wat het leven zwaarder zal maken, waardoor het meer gewicht draagt. Zich direct betrokken voelen in het voorzien van zijn eigen overleving, zichzelf voorzien van voedsel, een schuilplaats, bescherming, verhoogt het bewustzijn en de verbinding met de stroom van fundamentele energieën. Het draait niet om het leven gemakkelijker te maken. Het draait erom het leven realistisch te maken. Betrokkenheid in je leven is essentieel om een lust voor het leven te ontwikkelen.

Zonder een reden om op te staan in de morgen, zonder een reden om te leven, vermindert de energie die doorheen het leven van het individu stroomt, omdat er niet voldoende druk is binnenin het systeem om het efficiënt te laten bewegen.

Een manier om de druk te verlagen kan opwarmen betekenen, wat de energie (en de materie) zal doen uitzetten. Je kan ook eens nadenken dat je hebt toegelaten dat er te veel druk op je leven wordt uitgeoefend. Weigeren verantwoordelijkheid te nemen voor zaken die eigenlijk niet jouw verantwoordelijkheid zijn maar wel op jouw schouders liggen, zal ook helpen om die spanning te verminderen. Je leven onderzoeken, zeker in zake de druk die het jou oplegt, is essentieel. Eens de plaatsen van spanning geïdentificeerd zijn kan je beslissen wat je toelaat en wat niet. Een andere factor om te overwegen is hoe je reageert op de wereld rondom je. Soms kan je niet onmiddellijk de manier waarop je leeft veranderen, maar je kan wel veranderen *hoe* je het leven beleeft. Overweeg je gevoelens en je reacties naar de buitenwereld en degene die niet efficiënt zijn, zoals boos zijn over iets wat je niet kan veranderen, kan je leren te negeren, waardoor de verspilling van energie en de druk die jij jezelf oplegt verminderd wordt.

Onthoudt altijd dat het niet-materiële, het mentale deel van het leven, veel zwaarder doorweegt op het leven dan de materiële zaken zoals fysieke activiteit.

Acute ziekten wijzen op een interne aanpassing. Men kan deze gewoon laten gebeuren en ze zelfs aanmoedigen, ze stimuleren.

Terugkerende acute ziekten wijzen erop dat het systeem zich vaak moet aanpassen, wat betekent dat er een onderliggende kracht is die, nu en dan, het systeem uit haar evenwicht brengt. Om deze herhaling te stoppen moeten we onderzoeken welk deel van ons leven dit blijft voeden.

Chronische ziekten wijzen op een mislukte poging om zich aan te passen. Dit is een dringende boodschap van je systeem dat je moet veranderen hoe je leeft. Het systeem vertelt je dat het er niet langer mee om kan zoals je het tot nu toe gedaan hebt.

Wat het systeem uitdrukt - of het gemakkelijk functioneert of het moeite heeft met wat je ervan vraagt - is de waarheid van je leven, van je situatie. Er kan hier geen enkele twijfel over bestaan. Dus het is in je eigen belang om het op te merken en erop te reageren. Antwoorden op de boodschap betekent altijd dat je een fundamenteel gedrag in je leven moet veranderen, iets wat je altijd gedaan hebt, altijd geloofd hebt. Jouw systeem leeft hoe jij het geïnstrueerd hebt, maar nu heeft het zijn limiet bereikt en het stuurt je die boodschap. De boodschap bedekken door de symptomen te behandelen kan je leven misschien wat gemakkelijker maken, maar het gaat het niet fundamenteel verbeteren omdat je blijft doen wat je doet, blijft denken wat je denkt, al de dingen die je systeem naar deze onevenwichtige manier van functioneren hebben geleid. Wanneer je leven ongemakkelijk is zal het niet aangenamer worden door het alleen makkelijker te laten aanvoelen. Je moet het veranderen naar een comfortabeler formaat zodat de inwendige druk kan afnemen en jij jezelf kan voorzien van een echte toekomst.

Er is een zeer belangrijk aspect van de gezondheid van het individu waar nooit over gepraat word. De wetenschap heeft ons laten zien dat iedere cel van het lichaam uitgerust is met kleine antennen die luisteren naar de frequenties van het veld. Elke antenne 'luistert' naar een specifieke frequentie binnenin een specifiek octaaf. Wanneer die antenne gestimuleerd wordt, wanneer die frequentie aanwezig is binnen het veld, wordt er een elektrisch impuls gestuurd tot diep binnenin de cel, wat een voorgeprogrammeerde reactie uit-lokt. Dus, de reacties van de organismen, in dit geval het menselijk wezen, zitten al klaar binnenin de weefsels. Deze worden automatisch veroorzaakt via de verbinding met het omliggende veld. Dit is nodig voor onze overleving. Wat de soort geleerd heeft over zijn leefomgeving, tijdens zijn bestaan vanaf het begin van zijn creatie, wordt doorge-geven en gefixeerd in de opmaak van elk individu. Verder wordt wat de voorouders geleerd hebben over de specifieke omstandigheden van de stam of familie ook doorgegeven, deels door hetzelfde genetisch mechanisme maar nog meer door het voorbeeld dat ze geven en de manier waarop het nageslacht wordt opgeleid. De antennen zijn de fysieke verbinding tussen de energie, de frequenties, in het veld en de fysieke reactie van de weefsels op deze energieën.

Het blijkt dat niet al deze antennen heel de tijd actief zijn. Buiten de nodige voortdurende updates van de verander-ende omgevingstoestand zijn er ook antennen die uitgevou-wen en ingetrokken kunnen worden. Ergens 'je aandacht' op vestigen betekent dan simpelweg de antenne voor die specifieke frequentie 'uitschuiven'. Wanneer je er geen aan-dacht aan geeft, trek je de antenne in en de informatie, die beschikbaar is in het veld waarin jij je bevindt, bereikt jouw inwendig systeem niet. Het heeft, met andere woorden, geen invloed op je. Het lokt geen reactie uit. Je merkt dit wanneer je iets echt niet gehoord hebt wat iemand zei of wanneer je iets wat je zoekt echt niet kunt zien terwijl het toch vlak voor je neus ligt.

Denk hier nu eens rustig over na. Als je systeem ergens geen interesse in heeft ontvangt het die informatie niet en reageert er daarom niet op. Hoe meer je aangemoedigd wordt om 'jezelf open te stellen' voor allerlei soorten informatie van de buitenwereld, des te meer je innerlijke wereld te verwerken krijgt. Het zal een antwoord moeten 'formuleren'. Dit vereist energie en kan voor een hoop onzekerheid, twijfel en problemen zorgen in relatie tot de normale werking van de cellen en weefsels. Als je systeem niet gebouwd is om met sommige informatie om te kunnen, als het niet het specifieke fundament daarvoor heeft, zal het moeite ondervinden om tot een bevredigend antwoord te komen. Het zal een enorme hoeveelheid stress en spanning ervaren. Iedere cel, ieder weefsel, ieder organisme gaat het beste om met binnenkomende externe informatie wanneer zijn antwoord duidelijk is, direct en standvastig. Elke verwarring of twijfel over hoe men mag of kan reageren zal een innerlijk conflict doen oplaaien dat meestal niet zal worden opgelost, wat een grote energieverspilling en een ernstig onevenwicht in de cel, het weefsel en het organisme, teweegbrengt.

Elk individu heeft een specifieke achtergrond en is uitgerust met specifieke vaardigheden om met het leven om te gaan op een specifieke manier. Niemand is uitgerust om met *alle* aspecten van het leven om te kunnen als hoge prioriteiten, of om op een gelijkaardige manier te reageren zoals anderen. Waar jouw talenten en vaardigheden liggen is waar jouw systeem het meeste druk kan verdragen. Dat toont je de richting die je leven uit zou moeten gaan. Je gebruikt je sterktes om je leven op te bouwen. Dat is waar je de meeste antennen hebt binnen die frequentieband. Dat is waar je het meeste informatie over oppikt en meestal op reageert met veel gemak. Dat is 'jouw pad'.

Wanneer je leven overspoeld wordt met informatie die je niet nodig hebt, word je gedwongen die informatie binnen te laten en het een hoge prioriteit te geven, bovenop de dingen die je zelf nodig hebt. Je aandacht – denk aan de antennen - wordt aangetrokken tot frequenties die van weinig belang zijn in je eigen leven, maar die jouw omgeving blijft benadrukken als iets wat 'moet'. Hoge prioriteit geïmplementeerd! Hoge prioriteiten voor je buitenwereld, niet voor jou persoonlijk, worden opgedrongen aan de cellen, weefsels en gedachten van het individu.

Wat de wetenschap ons leert is dat wanneer we enkele antennen intrekken de specifieke informatie die bestaat in het buitenveld niet langer de innerlijke werking kan bereiken. We worden niet aangetast door de aanwezigheid, in de buitenwereld, door specifieke omstandigheden. Onze cellen weten er niks van en ze kunnen enkel reageren op dingen die ze weten. In de natuur geldt dan wel de regel: *wat niet weet, niet deert.* Als je je niet bewust bent van enig gevaar kan je er ook niet op reageren. Zou je dat moeten? Dat hangt af van jouw definitie van gevaar. Elk levend organisme is continu aan het uitkijken naar signalen van wat een dreiging kan zijn op hun overleving. Dat is zo georganiseerd door de natuur in de vorm van permanente antennen. Wanneer de mensheid meer vijanden creëert, en vijanden van een andere soort, moeten we de geldigheid van dat gevaar, waarvan zij willen dat we het weten, in vraag durven stellen. Wanneer je leeft in een gebied waar geen schorpioenen zijn, moet je niet op de hoogte zijn over het mogelijke gevaar van schorpioenen. Wanneer je nooit in contact komt met een verwoestende tornado moet je niet weten wat dat met je leven kan doen. Gevaar evalueren door je eigen ervaring is altijd een noodzaak geweest voor elk levend wezen. Aanvaarden wat anderen ervaren als potentieel gevaar voor je eigen leven moet gebalanceerd worden met het vertrouwen dat je hebt in je eigen vaardigheden en talenten. Wanneer de mensheid meer en meer potentiële gevaren voor ons uitvindt, moeten we meer en meer kritisch worden over wat dat effectief betekent voor ons als individu, voor ons persoonlijk leven. Wanneer de mensheid ons waarschuwt voor onzichtbare gevaren moeten we zeer alert worden. Niet voor de onzichtbare gevaren, want dat zou een verspilling van tijd zijn, maar voor de boodschappen die we ontvangen. Wanneer de boodschap zegt dat jij, als individu, geen manier hebt om te weten waar dit gevaar effectief is en wanneer het opduikt, moeten we onze cellen instrueren 'niet op de uitkijk' te gaan staan voor dit 'potentieel' gevaar. Uitkijken voor iets dat je nooit kan zien is een verspilling van energie. Het put je levenskracht uit en het leidt de aandacht weg van datgene dat je wel zou moeten zien.

Wat de wetenschap ons vertelt is dat wanneer we ons openstellen voor de waarschuwingen van potentieel en onzichtbaar gevaar, wij een reactie van ons systeem uitlokken. De enige mogelijke reactie is angst omdat we het gevaar nog niet hebben opgemerkt, maar we moeten ervoor blijven uitkijken. Dus nu leven we in angst zonder oog in oog te staan met een echt gevaar. We leven in angst als resultaat van 'de waarschuwing', die ons gegeven werd door andere menselijke wezens. Deze 'informatie' aanvaarden als nominale waarde creëert de angstreactie. De beslissing maken dat als je het ziet aankomen, je er geen zorgen om gaat maken, geeft je systeem de mogelijkheid om verder te gaan als normaal. Zelfs als je weet dat het gevaar bestaat dat je omver gereden kan worden door een bus, door je er enkel zorgen over te maken iedere dag, door iedere dag op de uitkijk te staan voor bussen bij iedere stap die je zet en overal waar je staat, verpest je je hele leven. De 'waarschuwing' negeren omdat je die ene bus die je gaat raken toch niet gezien hebt – anders kan je er niet door geraakt worden, of wel? - zorgt voor een stressvrij leven. En in werkelijkheid zal een leven dat stressvrij is langer duren omdat in angst leven je systeem verzwakt. Denk er maar eens over na! Je kan niet voorbereid zijn op alle 'potentiële' gevaren van het leven. Hoe hard je ook probeert. Goede raad houdt dan in: stop met proberen. Je moet heel kieskeurig zijn welke gevaren je 'toelaat' in je leven, welke belangrijk zijn in jouw individueel leven.

Als we weigeren 'enige' kennisgeving te bieden aan informatie over gevaarlijke omgevingen leeft ons systeem niet in angst, moet het niet de hele tijd 'reageren'. Maar let op. Het is niet voldoende om te zeggen dat je niet alles gelooft wat men zegt. Dat is een rationele verklaring, wat nog steeds een onbewuste angstreactie toelaat, een twijfel in je hart. Je houding moet onderbouwd zijn door een aangeboren vertrouwen dat je systeem het beter weet en dat niemand een gedachte in je hoofd mag plaatsen zonder jouw toestemming.

Onze zintuigen zijn de informatiebronnen over de realiteit van het moment. Met betrekking tot de angst voor het onbekende hebben mensen de mogelijkheid deze angst te introduceren. Gebaseerd op iemand anders zijn verhaal, iemand anders zijn realiteitsmoment, worden we aangemaand op de uitkijk te staan voor zo'n moment. Het kan iedereen overkomen. Vraag jezelf af wie waarschuwt en waarom? Eén of andere autoriteit stuurt de waarschuwing uit omdat ze om je geven. Als ze echt om mij zouden geven zouden ze naar me toe komen, me vragen wat ik nodig heb in mijn leven en wat ik kan missen als kiespijn. Maar tot zover is niemand geïnteresseerd in mij, in wat ik te zeggen heb of in wat ik nodig heb om mijn leven gemakkelijker te maken. De autoriteiten die 'om me geven' hebben me enkel instructies gegeven en regels om te volgen, met zware straffen eraan verbonden wanneer ik deze niet nakom. Dat voelt niet bepaald aan als een liefhebbende ouder. Voor mij is dit eerder een gevangenisbewaker.

Het werkelijke effect van deze waarschuwingen is om je eraan gewend te maken om informatie die je zintuigen binnenbrengen te omzeilen. En de boodschap die erbij wordt gestuurd is dat je niet alles wat je ziet of hoort kan geloven. Dus als je niet langer kan vertrouwen op je zintuigen, wie kan je dan wel vertrouwen? Inderdaad, de autoriteit die je waarschuwt voor gevaren die je zintuigen niet oppikken. Je zintuigen zijn direct verbonden met het moment waarin jij je bevindt. Je zintuigen niet vertrouwen betekent dat jij je afsluit voor de realiteit van jouw moment. Je wereld bestaat nu uit wat de autoriteiten je vertellen dat er gebeurt, niet wat je zelf ervaart dat er gebeurt. En de realiteit waarin ze je droppen is er één van constante angst voor mensen en situaties die je zelf niet meer kan evalueren. En dezelfde autoriteiten vertellen je dat ze je enkel waarschuwen omdat het verschrikkelijk zou zijn als je zelf in zo'n situatie terecht zou komen. God zij dank dat ze op je letten.

Je antennen zijn nu constant uitgeschoven en je cellen reageren op situaties waar je je niet in bevindt. Ze reageren op de informatie over gevaren die ze niet oppikken. Maar het voelt wel echt, omdat de antennen vibraties, informatie, worden gevoerd om je alert en reactief te houden. Dit heeft twee voorname effecten op je gezondheid.

1. Zoveel energie verbruiken om simpelweg in het moment te zijn zal je uitputten en je kwetsbaar maken voor een vroege afbraak van de weefsels, wat resulteert in een vroege dood.

2. Door afgesloten te zijn van het echte moment in je leven zal je niet in staat zijn om zelf te oordelen over wat je nodig hebt. Je reacties op het leven zullen ongepast worden, wat betekent dat je zeer waarschijnlijk verkeerde keuzen gaat maken voor jezelf. Omdat je constant angstig bent, zal je agressief worden naar je buitenwereld toe. Gedesoriënteerd en gelovend dat je constant in gevaar bent, zal je doen uithalen naar alles wat in jouw gedachten een bedreiging lijkt te zijn.

Gebruik je antennen verstandig. Luister niet naar informatie die niets met je eigen leven te maken heeft. Jouw leven speelt zich af op een specifieke plaats op aarde en op een specifiek moment in de geschiedenis. Het enige dat je moet weten is hoe je moet reageren op de dingen die je tegenkomt, de mensen en de situaties van jouw dorp. Het leidt naar een vreedzamer leven als we ons niet bezig houden met dingen buiten onze persoonlijke sfeer. Hou het leven persoonlijk. De rest is niet jouw zorg, of tenminste niet als je een gezond evenwichtig leven wilt leiden. Vertrouw op je zintuigen. Vertrouw op wat het leven je echt laat zien. Leer van je eigen fouten. Laat iedereen toe hun eigen dwaas te zijn.

Gezondheid is het behouden van een inwendig evenwicht in altijd veranderende omstandigheden. Om dat te bereiken moet je van tijd tot tijd veranderen. Als je dat niet doet zal je systeem laten weten wanneer de energie bijna op is, wanneer de grenzen van de mogelijkheden bereikt zijn. Wat jij ook gelooft dat 'juist' is voor jou, je systeem zal je de waarheid laten zien. Dus laat je geloof los en omarm de waarheid. Stop met nadenken over wat juist is en begin te voelen wat goed voelt. Begin te letten op de realiteit van wat het leven je laat zien. Het is essentieel voor dat inwendig evenwicht dat de informatie die je binnen laat komen vanuit je omgeving echt is, in het moment is. Als het dat niet is dan ben jij je aan het aanpassen aan een valse realiteit wat je altijd uit balans zal brengen, een evenwicht dat je nooit kan herstellen door het volgen van die veronderstelde omstandigheden en de stroom van dat soort informatie.

Wees er echter bewust van dat jezelf uit je comfort zone halen ongemakkelijk zal aanvoelen, 'niet juist'. Je moet het verschil herkennen tussen aangeleerde gevoelens en intuïtieve gevoelens. Dit is niet zo gemakkelijk te doen als je min of meer comfortabel in je leven zit, omdat de signalen heel subtiel zijn. Als je leven al ongemakkelijk is, is het enige wat je moet doen de 'gemakkelijke oplossing' laten vallen. Neem niet de weg die je normaal zou nemen!

We zijn op zoek naar verandering, dus kies voor een andere oplossing dan normaal. Kies er eentje waarbij jij je ongemakkelijk voelt, eentje waar je misschien bang voor bent.

De meest essentiële elementen om evenwicht in je leven te behouden of te herstellen:

- Ondersteun het systeem in zijn pogingen de spanningen in het leven te balanceren.
- Let enkel op wat echt belangrijk is in je leven, in jouw specifieke omstandigheden en negeer veel waar anderen over praten of mee bezig zijn.
- Laat het leven gaan over wat je zintuigen jou vertellen.